Evelyn Fischer
Robert David
Wolfgang-Michael Franz

Cardiovascular Forward Programming of ES cells

Evelyn Fischer
Robert David
Wolfgang-Michael Franz

Cardiovascular Forward Programming of ES cells

Gezielte Differenzierung von pluripotenten Stammzellen zu spezifischen kardiovaskulären Zelltypen

Südwestdeutscher Verlag für Hochschulschriften

Imprint
Any brand names and product names mentioned in this book are subject to trademark, brand or patent protection and are trademarks or registered trademarks of their respective holders. The use of brand names, product names, common names, trade names, product descriptions etc. even without a particular marking in this work is in no way to be construed to mean that such names may be regarded as unrestricted in respect of trademark and brand protection legislation and could thus be used by anyone.

Publisher:
Südwestdeutscher Verlag für Hochschulschriften
is a trademark of
Dodo Books Indian Ocean Ltd., member of the OmniScriptum S.R.L Publishing group
str. A.Russo 15, of. 61, Chisinau-2068, Republic of Moldova Europe
Printed at: see last page
ISBN: 978-3-8381-2535-0

Zugl. / Approved by: München, LMU, Dissertation, 2010

Copyright © Evelyn Fischer, Robert David, Wolfgang-Michael Franz
Copyright © 2011 Dodo Books Indian Ocean Ltd., member of the OmniScriptum S.R.L Publishing group

INHALTSVERZEICHNIS

- I.1 ZELLTHERAPIE ISCHÄMISCHER HERZERKRANKUNGEN ... 1
  - I.1.1 Klinischer Hintergrund: ischämische Herzerkrankungen ... 1
  - I.1.2 Bisherige therapeutische Möglichkeiten ... 2
  - I.1.3 Übersicht über stammzelltherapeutische Ansätze der ischämischen Herzerkrankung und ... 2
  - I.1.4 Limitationen der Zelltherapie mit adulten Stammzellen ... 4
  - I.1.5 Suche nach Alternativen für die Stammzelltherapie ... 5
- I.2 EMBRYONALE STAMMZELLEN ... 7
  - I.2.1 Gewinnung und Kultivierung embryonaler Stammzellen ... 7
  - I.2.2 Kennzeichen embryonaler Stammzellen ... 9
  - I.2.3 Therapeutisches Potential der embryonalen Stammzellen ... 11
  - I.2.4 ES-Zell-Differenzierung zu Kardiomyozyten ... 12
  - I.2.5 Transplantationsstudien mit Kardiomyozyten aus ES-Zellen ... 13
  - I.2.6 Wege zur klinischen Anwendung von ES-Zellen ... 14
    - I.2.6.1 Optimierung der Kultivierungs- und Transplantationstechniken ... 15
    - I.2.6.2 Immunologische Problematik und Alternativen zu ES-Zellen ... 17
    - I.2.6.3 Problematik der Teratombildung bei pluripotenten Zellen ... 19
- I.3 HERSTELLUNG REINER KARDIOMYOZYTENPOPULATIONEN FÜR DIE TRANSPLANTATION ... 21
  - I.3.1 Gezielte Aufreinigung von Kardiomyozyten aus dem Gesamtzellverband ... 21
    - I.3.1.1 Promotorgestützte fluoreszenzaktivierte und antibiotikagestützte Aufreinigung ... 21
    - I.3.1.2 Magnetische Zellsortierung (MACS) als Goldstandard zur Zellaufreinigung ... 23
  - I.3.2 Differenzierung und initiale Anreicherung der Kardiomyozytenpopulation ... 24
    - I.3.2.1 Entwicklung des Herzkreislaufssystems auf molekularer Ebene ... 24
    - I.3.2.2 Anreicherung durch Modifizierung der Kultivierungsbedingungen ... 27
    - I.3.2.3 ... 28
- I.4 TRANSKRIPTIONSFAKTOREN DER KARDIOVASKULOGENESE ... 29
  - I.4.1 MesP1 ... 29
    - I.4.1.1 MesP1 als früher Transkriptionsfaktor der Kardiovaskulogenese ... 29
    - I.4.1.2 Durch MesP1 generierte kardiovaskuläre Vorläuferzellen ... 30
  - I.4.2 Nkx2.5 ... 31
    - I.4.2.1 Der Nk-2-Klasse-Homöobox-Transkriptionsfaktor Nkx2.5 ... 31
    - I.4.2.2 Beteiligung von Nkx2.5 an der Kardiogenese ... 32
    - I.4.2.3 Angeborene Mutationen von Nkx2.5 ... 35
- I.5 ZIELSETZUNG DER VORLIEGENDEN ARBEIT ... 35

II. MATERIAL UND METHODEN ... 37

- II.1 MATERIAL ... 37
  - II.1.1 Chemikalien und Reagenzien ... 37
  - II.1.2 Enzyme und Proteine ... 38
  - II.1.3 Antikörper ... 38
  - II.1.4 Zellkultur ... 40

INHALTSVERZEICHNIS

II.1.4.1	Zellen	40
II.1.4.2	Zellkultur-Materialien	40
II.1.5	*Bakterienkultur*	*42*
II.1.5.1	Bakterien	42
II.1.5.2	Bakterienkultur-Materialien	42
II.1.6	*Laborgeräte und sonstige Materialien*	*42*
II.1.7	*Medien, Puffer und Lösungen*	*43*
II.1.7.1	ES-Zellkultur und -analyse	43
II.1.7.2	Bakterienkultur und Plasmidpräparation	45
II.1.7.3	Proteinbiochemische Methoden	46
II.1.8	*Plasmide*	*48*
II.1.8.1	Klonierungsvektor pCR-XL-TOPO	48
II.1.8.2	Expressionsvektor pIRES2-EGFP	49
II.1.8.3	Kontrollvektor pEGFP-N1	50
II.1.9	*Oligonukleotide*	*51*
II.1.10	*Längenstandards*	*52*
II.2	**METHODEN**	**52**
II.2.1	*Mikrobiologische Methoden*	*52*
II.2.1.1	Bakterienkultivierung	52
II.2.1.2	Transformation der Bakterien nach der Hitzeschockmethode	52
II.2.2	*DNA-Methoden*	*53*
II.2.2.1	DNA-Präparation und -Aufreinigung	53
II.2.2.2	Isolierung und Analyse von DNA-Fragmenten	55
II.2.2.3	Subklonierung isolierter DNA-Fragmente	56
II.2.2.4	Ligation	56
II.2.2.5	Polymerase-Ketten-Reaktion	56
II.2.3	*RNA-Methoden*	*58*
II.2.3.1	Isolierung von Gesamt-RNA aus GSES-Zellen	58
II.2.3.2	Reverse Transkription	58
II.2.4	*Proteinbiochemische Methoden*	*59*
II.2.4.1	Gesamt-Proteinextraktion und Proteinbestimmung	59
II.2.4.2	SDS-Polyacrylamid-Gelelektrophorese	59
II.2.4.3	Western Blot	60
II.2.4.4	Immunmarkierung von Proteinen auf Western-Blot-Membranen	60
II.2.5	*Zellkulturmethoden*	*61*
II.2.5.1	Kultivierung der Zellen	61
II.2.5.2	Konservierung der Zellen	61
II.2.5.3	Transfektion mittels Elektroporation	62
II.2.5.4	Selektion mit Geneticinsulphat und Separation von Einzelklonen	62
II.2.5.5	Differenzierung	62
II.2.5.6	Isolierung von kardialen Zellen aus spontan schlagenden Embryoid Bodies	63
II.2.5.7	Elektrophysiologische Charakterisiung von spontan schlagenden Zellen	63
II.2.6	*Durchflusszytometrie (FACS, Fluorescence Activated Cell Sorting)*	*65*
II.2.6.1	Intrazelluläre Färbung	65
II.2.6.2	Extrazelluläre Färbung	65
II.2.6.3	Analytisches FACS	66
II.2.7	*Konfokale Mikroskopie*	*66*

INHALTSVERZEICHNIS

III. ERGEBNISSE 67

- III.1 GENERIERUNG EINES VEKTORS ZUR NKX2.5-ÜBEREXPRESSION 67
  - *III.1.1* Isolierung und Klonierung der humanen Nkx2.5-cDNA 67
  - *III.1.2* Klonierung des Expressionsvektors phNkx2.5-IRES2-EGFP 68
- III.2 GENERIERUNG STABIL TRANSFIZIERTER MURINER ES-ZELL-KLONE UND ÜBERPRÜFUNG DER FUNKTIONALITÄT DES NKX2.5-ÜBEREXPRESSIONSKONSTRUKTS 69
  - *III.2.1* Transfektion und Isolation einzelner Zellklone 69
  - *III.2.2* Nachweis der hNkx2.5-Expression auf Proteinebene 69
  - *III.2.3* Nachweis unveränderter Stammzelleigenschaften 70
  - *III.2.4* Nachweis unveränderter mesodermaler Differenzierung 71
- III.3 EINFLUSS DER ÜBEREXPRESSION AUF DIE KARDIOVASKULÄRE ENTWICKLUNG 72
  - *III.3.1* Vermehrtes Auftreten spontan kontrahierender Kardiomyozyten in vitro 72
  - *III.3.2* Nachweis normaler Sarkomermuster und interzellulärer Verbindungen der Nkx2.5-Klone mit immunhistochemischen Färbungen in der konfokalen Mikroskopie 73
  - *III.3.3* Genexpressionsanalyse der Zellklone auf mRNA-Ebene 74
  - *III.3.4* Genexpressionsanalyse der Zellklone auf Protein-Ebene 75
    - III.3.4.1   α-Aktinin als muskulärer Marker 75
    - III.3.4.2   Troponin I und MLC-1 als kardialer Marker 76
    - III.3.4.3   CD-31 als vaskulärer Marker 77
- III.4 ELEKTROPHYSIOLOGISCHE CHARAKTERISIERUNG DER ZELLEN 78

IV. DISKUSSION 82

- IV.1 REGENERATIVE MEDIZIN ALS NEUER BEHANDLUNGSANSATZ KARDIOVASKULÄRER ERKRANKUNGEN 82
- IV.2 „FORWARD PROGRAMMING" PLURIPOTENTER STAMMZELLEN ZU VERSCHIEDENEN KARDIOVASKULÄREN SUBTYPEN 85
  - *IV.2.1* Hierarchie der Faktoren MesP1 und Nkx2.5 in der Kardiogenese 85
  - *IV.2.2* Verstärkte Kardiogenese in-vitro 86
  - *IV.2.3* Funktionalität der Nkx2.5-programmierten Zellen 88
  - *IV.2.4* Gezielte Differenzierung zu verschiedenen kardiovaskulären Subtypen 89
- IV.3 AUSBLICK 90
  - *IV.3.1* Herstellung verschiedener spezifischer kardiovaskulärer Subtypen 90
  - *IV.3.2* Übertragung auf das humane System 90
  - *IV.3.3* Übertragung des Ansatzes auf andere ethisch unbedenkbare pluripotente Zellen ohne genetische Manipulation 91

V. ZUSAMMENFASSUNG 93

VI. QUELLENANGABEN 95

ABKÜRZUNGSVERZEICHNIS 111

I. EINLEITUNG

I.1 ZELLTHERAPIE ISCHÄMISCHER HERZERKRANKUNGEN

I.1.1 Klinischer Hintergrund: ischämische Herzerkrankungen

Herzkreislauferkrankungen stellen nach wie vor die häufigste Krankheits- und Todesursache der alternden Bevölkerung in der westlichen Hemisphäre dar [1]. Wie auch schon in den Vorjahren, wurde in Deutschland 2008 bei über 43 % der Verstorbenen der Tod durch ein Versagen der kardialen Funktion ausgelöst; die Mehrzahl dieser Todesfälle war dabei durch die koronare Herzkrankheit bedingt: Laut Statistischem Bundesamt verstarben 62.670 Personen an einem akuten Myokardinfarkt, davon 54 % Männer und 46 % Frauen [2]. Die 28-Tage-Mortalität konnte zwischen 1986 und 2005 durch verbesserte akute Therapiemöglichkeiten und Präventionsmaßnahmen von 60 % auf etwa 42 - 44 % gesenkt werden [3, 4]. Die Prognose hängt von der schnellen Reperfusion der versorgenden Herzkranzarterie durch eine systemische Thrombolyse oder eine perkutane transluminale Koronarangioplastie ab. Gelingt dies nicht, kommt es, wenn nicht gleich zum plötzlichen Herztod, zu Nekrosen, der Bildung einer nichtkontraktilen Narbe, einem linksventrikulärem Remodeling und schließlich durch den Verlust an Kardiomyozyten im Infarktareal zu einer Verschlechterung der Herzfunktion bis hin zur Entwicklung einer ischämischen Kardiomyopathie [5]. Die Konsequenzen sind enorme Einschränkungen der Lebensqualität und Leistungsfähigkeit sowie eine drastische Verschlechterung der Prognose. Aktuelle Studien rechnen mit einer durchschnittlichen Lebenszeit nach Diagnose von 1,7 Jahren bei Männern und 3,2 Jahren bei Frauen [6] - die Fünfjahresmortalität der terminalen Herzinsuffizienz ist somit schlechter als die vieler Tumorpatienten. Insgesamt leiden etwa 10 Millionen Menschen in Europa an einer Herzinsuffizienz, und 20 % der Hospitalisationen für Patienten über 65 Jahre lassen sich darauf zurück führen [7, 8].

Es wird angenommen, dass die Herzinsuffizienz aufgrund der aktuellen demographischen Entwicklung eines der vorherrschenden Krankheitsbilder dieses Jahrhunderts sein wird. Aus diesem Grund nimmt die Behandlung des akuten Myokardinfarkts und seiner Komplikationen eine immer größere Bedeutung ein.

I.1.2 Bisherige therapeutische Möglichkeiten

Das humane Herz ist, im Gegensatz zu der Leber oder dem Skelettmuskel, eines der Organe mit der schlechtesten regenerativen Kapazität: Kardiomyozyten im adulten Organismus sind weitgehend aus dem Zellzyklus ausgetreten [8]. Nur einige niedere Vertebraten (u.a. Zebrafisch und Molch) sind durch eine Reaktivierung der mitotischen Aktivität in differenzierten Zellen zu einer signifikanten posttraumatischen myokardialen Regenerierung fähig [9-11].

Zwar haben Fortschritte in der Behandlung der degenerativen Herzkreislauferkrankungen das Überleben und die Lebensqualität der Patienten stark verbessert, die aktuellen therapeutischen Möglichkeiten sind aber dennoch limitiert: das Vorgehen bei der Herzinsuffizienz sieht neben der Implantation eines Herzschrittmachers vor allem einen medikamentösen Schutz des bereits geschädigten Myokards vor weiteren Belastungen vor [12]. Dies stellt zwar eine symptomatische, den Krankheitsfortschritt verlangsamende, jedoch keine kausale Therapie im Sinne einer Wiederherstellung des Myokards dar. Die allogene Herztransplantation bleibt in vielen Fällen nach wie vor die Therapie der Wahl bei der terminalen Herzinsuffizienz. Durch den Mangel an Spenderorganen hat sich die Anzahl der Patienten auf der Eurotransplant-Warteliste für Herztransplantationen im Jahr 2007 seit dem Jahr 2001 mehr als verdoppelt (2001: 424; 2007: 959), während die Zahl der durchgeführten Organtransplantationen sich eher verringert hat (2001: 596; 2007: 577). Bis zu 25 % der Patienten versterben, während sie auf der Warteliste stehen, weil kein geeignetes Organ zur Verfügung steht [13]. Probleme nach einer erfolgreich durchgeführten Herztransplantation sind die notwendige lebenslange Immunsuppression sowie die Organabstoßung durch die unaufhaltsame chronische Transplantatvaskulopathie.

I.1.3 Übersicht über stammzelltherapeutische Ansätze der ischämischen Herzerkrankung und „Tissue Engineering"

Die oben genannten Schwierigkeiten und Limitationen führten in den letzten Jahren zu einem wachsenden Interesse an Stamm- oder Progenitorzell-basierten Strategien und „Tissue Engineering" als alternative Therapiemethoden der terminalen Herzinsuffizienz [14, 15].

Stammzellen sind im Embryo durch ihre Vermehrung und Differenzierung die zelluläre Quelle aller Gewebe und Organe [16]. Sie unterscheiden sich nach ihrer Herkunft

I. EINLEITUNG

und ihrem Differenzierungspotential, welches mit der fortschreitenden Entwicklung des Embryos abnimmt [17]. Auch der adulte Organismus weist Stammzellnischen auf, die die Grundlage für die Regenerationsfähigkeit von Organen sind, z.B. die Dermatoblasten der Haut oder das Knochenmark mit der Fähigkeit zur Blutbildung. Die traditionelle Lehrmeinung, dass das Herz keine regenerative Kapazität aufweist und auf einen Schaden nur durch Hypertrophie und Hyperplasie reagieren kann, wurde in den letzten Jahren mehrfach in Frage gestellt [18-21]: Es wurden Hinweise dafür gefunden, dass Kardiomyozyten mitotisches Potential besitzen [15, 19, 22-24]. Eine jüngste Arbeit konnte mittels der Radiokarbonmethode in postmortalem humanem Herzgewebe eine endogene regenerative Kapazität beim Menschen aufzeigen [25]. Auch die physiologische Mobilisation von Knochenmarksstammzellen in die Zirkulation und die vermehrte Präsenz von Zytokinen wie z.b. VEGF (Vascular endothelial growth factor) sprechen zumindest für eine gewisse kardiale Regenerationsfähigkeit - diese reicht jedoch in keinem Fall aus, um die ca. 1 Milliarde Kardiomyozyten zu ersetzen, die nach einem Herzinfarkt zugrunde gehen [5, 10, 26].

Die Stimulierung dieser vorhandenen kardialen Regenerationsmechanismen hätte bahnbrechende Konsequenzen in der Behandlung der kardiovaskulären Erkrankungen: Stammzellbasierte Therapie könnte zu einer Möglichkeit der kausalen Therapie des Gewebeverlustes nach Myokardinfarkt durch Ersatz des untergegangenen Herzmuskels mit gesundem Gewebe, und dadurch zu einer Wiederherstellung der Myokardfunktion führen.

Das Prinzip des myokardialen „Tissue Engineering" beinhaltet die Anordnung von einzelnen Zellen in dreidimensionale Gewebekonstrukte mit den strukturellen und funktionellen Eigenschaften von nativem Myokard [27, 28]. Dieses bioartifizielle Gewebe kann anschließend direkt in das defekte Myokard eingegliedert werden, was die Nachteile einer direkten Zellinjektion umgeht. Diese attraktive Technologie verspricht große Hoffnungen, nicht nur für Anwendungen in Reparatur oder Regeneration sondern auch für *in-vitro*-Studien von kardialer Entwicklung und für Medikamenten-Screening [29] (s. Bild I-1).

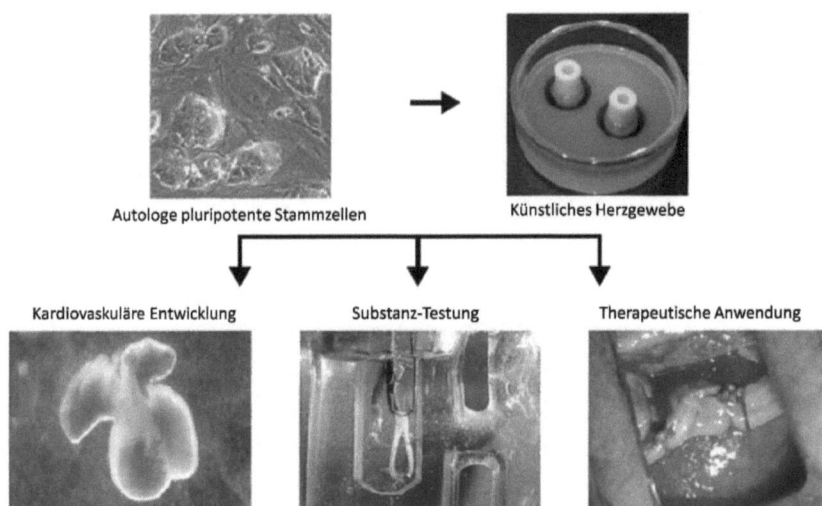

Bild I-1
Künstliches Herzgewebe kann für verschiedene Zwecke verwendet werden: entwicklungsbiologische Forschung, Testung pharmakologischer und toxikologischer Substanzen sowie für therapeutische Anwendungen (modifiziert nach [8]).

In der letzten Dekade haben verschiedene präklinische und teilweise auch schon klinische Studien diverse Populationen von Stammzellen bezüglich ihrer Eignung als Zellen zur myokardialen Regeneration untersucht [14, 21, 26, 30, 31]. Dazu zählen u.a. unterschiedliche Subtypen der in ihrer klinischen Wirksamkeit kontrovers diskutierten adulten Stammzellen wie Knochenmarksstammzellen [32-36], Skelettmuskelmyoblasten [37-40], adulte kardiale Stammzellen [22, 41-43], endotheliale Progenitorzellen [44, 45] und die erfolgversprechenderen pluripotenten Zellen wie embryonale [12, 46-53], induzierte pluripotente Stammzellen (iPS) [54-59], spermatogoniale (SSC) [60, 61] und parthogenetische Zellen (pESC) [62-65].

I.1.4 Limitationen der Zelltherapie mit adulten Stammzellen

Adulte (somatische) Stammzellen sind undifferenzierte Zellen, die in differenzierten Geweben nach der Geburt vorhanden sind und dort den Grundumsatz an Zellen gewährleisten. Sie sind multipotent, d.h. sie besitzen die Fähigkeit, in verschiedene festgelegte Zelltypen der Keimblattlinie, der sie selbst zugehören, zu differenzieren. In den 90-er Jahren erlebte das Interesse an autologen adulten Stammzellen einen Anstieg durch Befunde, welche vermuten ließen, dass diese Zellen trotz ihres späten

I. EINLEITUNG

ontogenetischen Ursprungs ein weit bedeutenderes Entwicklungspotential besitzen als bislang angenommen [17].

Vielversprechende präklinische tierexperimentelle Studien sowie das Fehlen von ethischen Einwänden führten dazu, dass die ersten klinischen Zelltherapiestudien mit adulten Stammzellen vorgenommen wurden [38, 66-68]. Obwohl sich zwar teilweise positive Effekte zeigten und Verbesserungen der kardialen Funktion sich auch in Metaanalysen [69, 70] bestätigen ließen, teilen sich die Meinungen über die tatsächliche und langanhaltende Wirksamkeit der adulten Stammzelltherapie [18, 71]. Die effektive Verbesserung der Ejektionsfraktion ist, besonders bei der chronischen Herzinsuffizienz, limitiert. Es konnte bisher weder das Überleben, noch die Integration der Zellen in das Myokard nachgewiesen werden. Zudem ist die Transplantation von Skelettmyoblasten aufgrund schwerster Komplikationen in Form von letalen ventrikulären Arrhythmien äußerst kritisch zu beurteilen [37]. Eine weitere randomisierte und placebokontrollierte Multi-Center-Studie mit Satellitenzellen konnte nach einer *Follow-up*-Dauer von 6 Monaten keine Verbesserung der Herzfunktion zeigen [72]. Die plastische Fähigkeit adulter Stammzellen, sich über Keimblattgrenzen zu differenzieren, und somit auch deren Eignung für einen myokardialen Zellersatz, sind zweifelhaft [20, 34, 35, 73-75]. Es muss heute davon ausgegangen werden, dass in früheren Arbeiten eventuell Artefakte und Fehlinterpretationen vorlagen. Die positiven funktionellen Effekte der Zelltherapie mit adulten Stammzellen werden - neben Neoangiogenesemechanismen - am ehesten einem Remodeling des Narbengewebes anstatt einer Muskelregeneration zugesprochen [76]. Eine andere Erklärung könnte sein, dass parakrine Mechanismen zu einer Zytoprotektion der Kardiomyozyten vor apoptotischen Stimuli führen [77, 78]. Dies könnte auch erklären, warum alle bisherigen Versuche, adulte Stammzellen für „Tissue Engineering" einzusetzen, gescheitert sind.

I.1.5 Suche nach Alternativen für die Stammzelltherapie

Die Grenzen der adulten Stammzelltherapie spornten zahlreiche Arbeitsgruppen an, geeignete Zelltypen zu finden, die Kardiomyozyten ausbilden und damit untergegangenes Herzgewebe ersetzen könnten. Die potenzielle Eignung eines Stammzelltyps für die regenerative Therapie sei umso größer, je höher das Differenzierungspotenzial der Zelle sei, d.h. je pluripotenter sie sei. ▓ müsste folgende Eigenschaften besitzen [79]:

1. Die ideale Zelle müsste myogenes und/oder angiomyogenes Potential vorweisen, um verlorene Gewebeelemente zu ersetzen, oder zumindest die Kapazität, die Herzfunktion durch parakrine Effekte positiv zu beeinflussen [30].
2. Die Zellgewinnung müsste reproduzierbar und skalierbar sein sowie klinisch relevante Zellzahlen hervorbringen.
3. Die Zelle müsste die Transplantation überstehen, in dem Milieu des infarzierten Herzen überleben können und insgesamt einen funktionellen Nutzen hervorbringen.
4. Die optimale Zelle sollte entweder autolog oder minimal immunogen sein, oder die Vorteile des funktionellen Nutzens müssten die Nebenwirkungen der immunsuppressiven Therapie aufheben.

Es wurden bereits viele verschiedene pluripotente Zelltypen untersucht, die eine geeignete Quelle für die klinische Zellersatztherapie darstellen würden (s.Bild I-2).

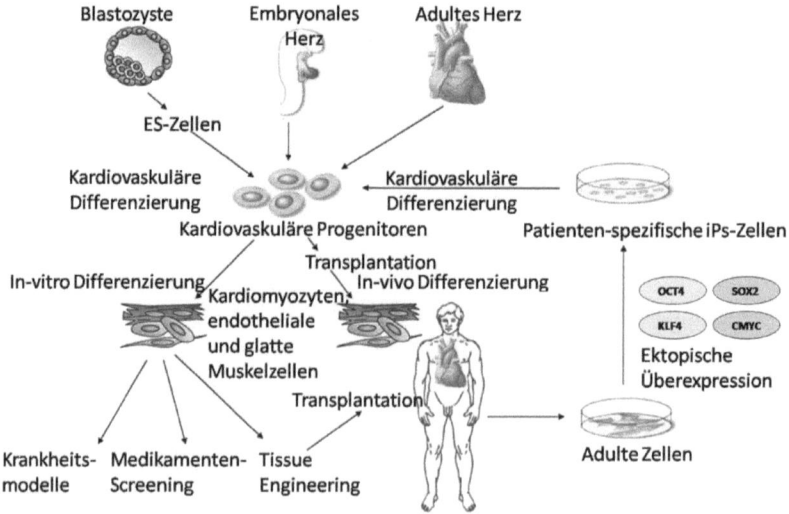

Bild I-2 Quellen und Strategien für die Suche nach kardiovaskulären Progenitorzellen
Kardiovaskuläre Progenitorzellen wurden aus ES-Zellen sowie embryonalen und adulten Herzen isoliert. Neuartige nukleäre Reprogrammierungstechniken erlauben die Generierung patientenspezifischer pluripotenter Zellen als zusätzliche Quelle einer klinischen Zellersatztherapie (modifiziert nach [80]).

In mehreren Arbeiten konnte gezeigt werden, dass sich im Myokard Populationen von residenten kardialen Stammzellen (CSCs) befinden, die in Kardiomyozyten sowie andere Zelltypen wie endotheliale und vaskuläre Zellen differenzieren können

I. EINLEITUNG

[19, 22, 81] und somit einen basalen „Pool" für Kardiomyozyten nach einem myokardialem Schaden darstellen [10, 24]. Diese CSCs, welche Myokardbiopsien isoliert werden können [43], haben *in-vitro* ein hohes Differenzierungs- und Proliferationspotential, was die Möglichkeit einer *ex-vivo*-Vermehrung von autologen CSCs oder einer *in-vivo*-Stimulation der Regeneration dieser Zellen interessant machen würde. Aber neben den Nachteilen der mangelnden Verfügbarkeit und dem Verlust der Stammzellfunktion mit dem Alter konnte noch nicht gezeigt werden, dass sich diese Zellen *in-vivo* Myokard tatsächlich regenerieren können. Eine andere Alternative sind humane fetale Herzzellen, die sich nach Transplantation im Rattenmodell im myokardialen Narbenareal ansiedeln, Zellkontakte mit den benachbarten Empfänger-Kardiomyozyten ausbilden und die linksventrikuläre Pumpfunktion verbessern [82]. Allerdings limitieren einige Faktoren den Einsatz von fetalen Kardiomyozyten für die myokardiale Zelltherapie, u.a. die mangelnde Verfügbarkeit und Vermehrungsfähigkeit, ethische Einwände sowie immunologische Antworten.

Es bietet sich jedoch eine andere Quelle für Herzmuskelzellen an: pluripotente Stammzellen, für die die embryonalen Stammzellen (ES-Zellen) den Prototyp darstellen [83]. Die Eigenschaften pluripotenter embryonaler Stammzellen, ihre Isolation, bisherige präklinische Transplantationsstudien, ihr kardiovaskuläres Differenzierungspotential sowie die verbleibenden Hürden vor einer möglichen klinischen Anwendung sollen im Folgenden beschrieben werden.

I.2 EMBRYONALE STAMMZELLEN

ES-Zellen konnten erstmals 1981 aus der Maus gewonnen werden [84, 85]. Diese Technologie hat die Entwicklungsbiologie der letzten Jahrzehnte revolutioniert [71]. Heute existieren ES-Zellen für eine Reihe von Spezies [86-89]. Die ersten humanen ES-Zellen (hES-Zellen) konnten aber erst 1998 erfolgreich durch Thomson et al. und später durch Reubinoff et al. isoliert werden [90, 91]. Sie fanden in den vergangenen Jahren in der Wissenschaft immer mehr an Bedeutung und besitzen größte Wichtigkeit für die Forschung und die Zelltherapie großer Volkskrankheiten [92].

I.2.1 Gewinnung und Kultivierung embryonaler Stammzellen

ES-Zellen werden aus der inneren Zellmasse (ICM) der präimplantierten Blastozyste isoliert, die nach künstlicher Befruchtung *in-vitro* kultiviert wird. In diesem Embryonal-

Stadium besteht die totipotente Blastozyste aus der inneren Zellmasse, die im Laufe der weiteren Entwicklung den Embryo bildet, sowie dem Trophoblasten, aus dem sich das Chorion (der embryonale Teil der Plazenta) entwickelt (s.Bild I-3). Da der ICM die Fähigkeit fehlt, extraembryonale Gewebe zu bilden, kann sich aus ihr alleine zwar kein lebensfähiger Organismus entwickeln - sie ist jedoch der Ursprung aller somatischen Zellen und Keimzellen, und somit pluripotent.

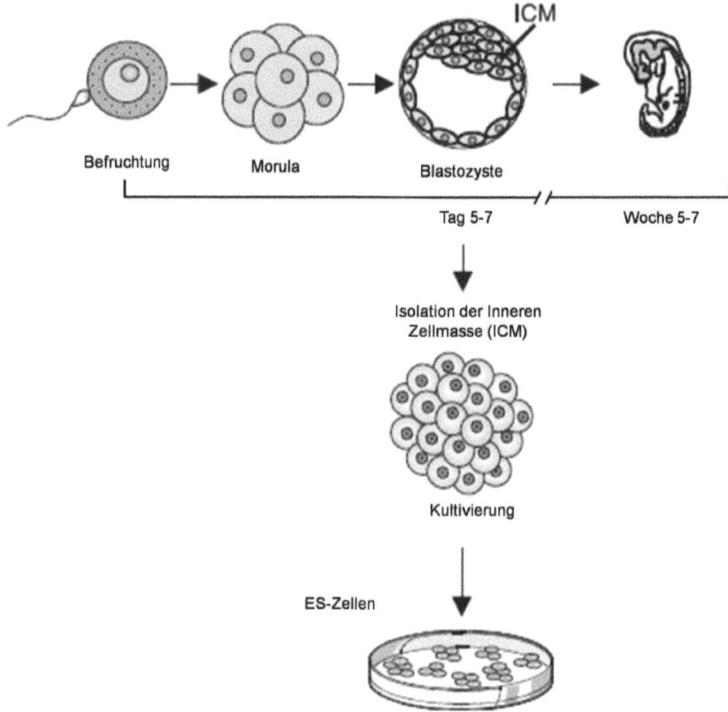

Bild I-3 Gewinnung pluripotenter embryonaler Stammzellen
Die Isolation der embryonalen Stammzellen erfolgt im Embryogenesestadium der Blastozyste aus deren innerer Zellmasse (modifiziert nach [93]).

Nach der Lysierung des Trophoblasten durch „Immunosurgery" und der Isolation der ● Feeder-Zellen" kultiviert, so dass schließlich eine ES-Zelllinie gewonnen werden kann [90, 94] (s. Bild I-3). Aufgrund ihrer Fähigkeit zur Selbsterneuerung können die ES-Zellen im undifferenzierten Zustand ohne Einbußen ihrer epigenetischen Eigenschaften *in-vitro* unbegrenzt vermehrt

I. EINLEITUNG

werden. Voraussetzung hierfür ist jedoch, dass man den Zellen die Signalstoffe anbietet, denen sie auch in ihrer natürlichen Umgebung ausgesetzt sind [17]. Dies wird durch die „Feeder-Zellen" gewährleistet: Diese mitotisch inaktivierten murinen embryonalen Fibroblasten verhindern über den direkten zellulären Kontakt und die Sezernierung verschiedener Zytokine eine Differenzierung der ES-Zellen [95]. Alternativ können murine ES-Zellen (mES-Zellen) auch unter der Zugabe von LIF (leukaemia inhibitory factor) [96, 97] vermehrt werden. Humane ES Zellen werden in den klassischen Ansätzen meist auf murinen Fibroblasten mit Serum und der Zugabe von fibroblast growth factor-2 (FGF-2) kultiviert [90]. Unter diesen Bedingungen kommt es jedoch zum Kontakt mit tierischen Materialien, was laut den international anerkannten Richtlinien ein Ausschlusskriterium für die klinische Zulassung darstellen würde. Durch das verbesserte Verständnis der Kaskade der Signalmoleküle in der Selbsterneuerung und Proliferation konnten Ludwig et al. hES-Zelllinien publizieren, welche ausschließlich mit humanen Substanzen in einem definiertem Feeder-freiem konditioniertem Medium gewonnen worden waren [98]. In anderen Studien wurden humane Feeder-Zellen [99, 100], adulte Epithelzellen [101], Zellen der Vorhaut [102] oder extrazelluläre Matrices [103] verwendet. Diese Entwicklungen versprechen große Hoffnungen auf eine baldige zuverlässige, skalierbare, tierpathogenfreie und für die Klinik geeignete Kultivierungsmethode für hES-Zellen.

I.2.2 Kennzeichen embryonaler Stammzellen

Embryonale Stammzellen zeichnen sich durch eine Reihe spezifischer Eigenschaften aus, wovon insbesondere die beiden folgenden für ihr hervorragendes therapeutisches Potenzial von entscheidender Bedeutung sind:

1. Immortalität: d.h., sie können sich in der Kulturschale unbegrenzt in undifferenziertem Zustand teilen [84, 85, 90, 91, 104] („Self-renewal" durch symmetrische Zellteilung).
2. Pluripotenz: d.h., sie sind in der Lage, Zelltypen der drei embryonalen Keimblätter (Ektoderm, Mesoderm, Endoderm) ebenso wie Keimbahnzellen (Oozyten und Spermatogonien) [105] auszubilden (s. Bild I-4) (asymmetrische Zellteilung), und somit in alle der etwa 210 verschiedenen Körperzellen zu differenzieren [106-109].

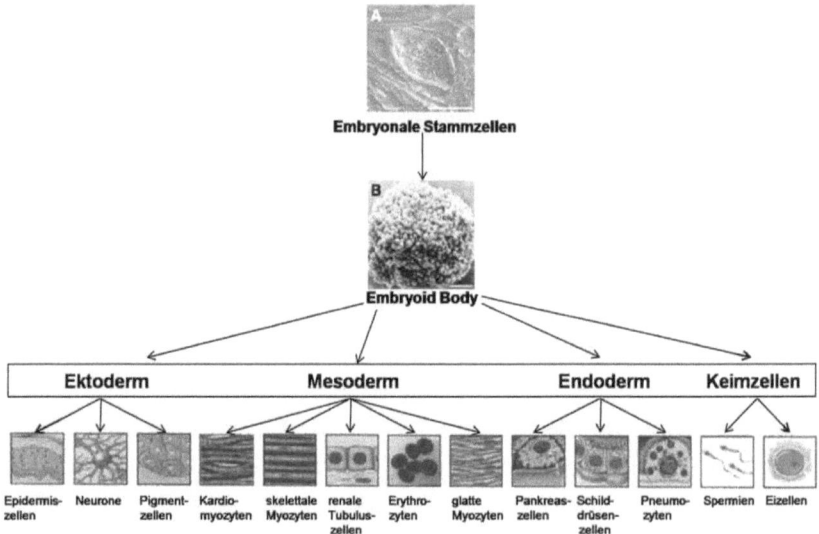

Bild I-4 In-vitro-Differenzierung der ES-Zellen zu den 3 embryonalen Keimblättern und den Keimbahnzellen
Undifferenzierte murine ES-Zellen entwickeln sich über dreidimensionale EBs zu Zellen aller drei Keimblätter (modifiziert nach [93, 110]).

Die Pluripotenz lässt sich mit Hilfe verschiedener funktioneller Untersuchungen und Marker demonstrieren.

In-vitro kommt es in Suspensionskultur nach Entzug der differenzierungshemmenden Substanzen zur Bildung von dreidimensionalen ES-Zell-Aggregaten, sogenannten „Embryoid Bodies" (EBs) (s. Bild I-4). Im EB wird die Differenzierung der inneren Zellmasse in-vivo imitiert und es kommt zur Ausbildung der Zellen aller drei Keimblätter [105, 111]. Gewonnene mES-Zellen sind nach Injektion in fremde Blastozysten und deren Übertragung in den Uterus einer scheinschwangeren Maus in der Lage, sich an der Bildung aller Zellen des sich entwickelnden Chimären zu beteiligen [112, 113]. Wenn man die ES-Zellen unter die Haut einer adulten Maus injiziert, die entweder genetisch identisch oder immundefizient ist, kommt es im Empfängertier zur Bildung von Teratomen.

ES-Zellen zeigen, auch nach langer Kultivierung, hohe Expressionen der Stammzellmarker Oct-4 [114], Nanog [115] und Rex-1[116] sowie alkalische Phosphatase- und Telomerase-Aktivität [90]. Humane ES-Zellen zeigen ferner die Expression typischer Oberflächenmarker von Primaten-ES-Zellen wie SSEA-3, SSEA-4, Tra-1-60

I. EINLEITUNG

und Tra-1-81 [117], während murine ES-Zellen SSEA-1 exprimieren [118]. Der POU-Domänen Transkriptionsfaktor Oct4, das Homöodomänen-Protein Nanog und das SRY-HMG-box-enthaltende Protein Sox2 sind in undifferenzierten Zellen aktiv und spielen zusammen mit diversen Signalkaskaden wie dem JAK/STAT-Pathway in dem konservierten regulatorischen Netzwerk der Pluripotenz für murine ES-Zellen eine entscheidende Rolle. Das Glykoprotein LIF aktiviert über den membrangebundenen gp130-Signalkomplex den STAT3-Weg und unterdrückt so eine Differenzierung in Mesoderm und Endoderm [119]. Zudem wird Id (Inhibitor of differentiation) in der Anwesenheit von Serum durch BMP (bone morphogenetic protein) über den Smad-Pathway induziert, was eine neuroektodermale Differenzierung der Zellen verhindert. Diese Signalwege sind jedoch nicht evolutionär konserviert: Bei humanen Zellen haben weder LIF noch BMPs einen differenzierungshemmenden Effekt [120], vielmehr hält hier der BMP-Antagonist Noggin zusammen mit FGF-2 die Pluripotenz aufrecht [121].

I.2.3 Therapeutisches Potential der embryonalen Stammzellen

Diese Eigenschaften haben den ES-Zellen in den letzten Jahren große Aufmerksamkeit eingebracht: Wenn hES-Zellen in spezifische Zellen differenziert werden könnten, dann hätten sie größte Bedeutung in den Feldern der Entwicklungsbiologie, regenerativen Medizin, Pathophysiologie, pharmazeutischen Forschung und Genetik [71]. Das therapeutische Potential der ES-Zellen wird in vielen verschiedenen Forschungsgebieten untersucht, und man erhofft sich durch die Gewinnung von *in-vitro* gezüchtetem Gewebe große Möglichkeiten für die Zellersatztherapie verschiedenster schwerer Volkskrankheiten, die durch Zelldysfunktion oder -verlust entstehen (Herzinsuffizienz, neurodegenerative Erkrankungen und Diabetes mellitus) [122]. Es konnten bereits verschiedene therapeutische Ansätze erfolgreich im Tiermodell getestet werden, z.B. der Ersatz von Neuronen [123]. Die Transplantation von aus hES-Zellen gewonnenen dopaminergen Neuronen könnte eine zukünftige Therapieoption bei Morbus Parkinson sein, wie im Rattenmodell gezeigt werden konnte [124, 125]. Auch beim akuten spinalen Querschnittsyndrom zeigten transplantierte Neuronen aus ES-Zellen eine Verbesserung der motorischen Funktionen [126, 127], was zu einer Grundlage für klinische Anwendungen führte: seit 2010 läuft in den USA die weltweit erste Phase-I-Studie mit humanen ES-Zellen an Patienten mit spinalem Querschnittssyndrom. Präklinische Daten zeigten bei der Krankheit Diabetes mellitus ein großes therapeutisches Potenzial: Humane ES-Zellen wurden zu insulinproduzierenden Pankreas-β-Zellen differenziert, die nach der Transplantation zu einer Normalisierung des Blutzuckers bei diabetischen Mäusen führten [128-130].

I.2.4 ES-Zell-Differenzierung zu Kardiomyozyten

Auf dem Feld der ischämischen Herzerkrankungen wurden in den letzten Jahren bedeutende Fortschritte erzielt. Doetschmann et al. waren unter den ersten, die zeigten, dass sich aus murinen ES-Zellen nach Entzug der Selbsterneuerungssignale EBs mit sich rhythmisch kontrahierenden Kardiomyozyten entwickeln [131]. Im Anschluss daran konnte von vielen Forschungsgruppen fast drei Jahre nach deren erster Isolierung auch über die erfolgreiche kardiale Differenzierung von humanen ES-Zellen berichtet werden [132].

Um die Kardiogenese zu induzieren, wurden die Zellen nach LIF-Entzug für 8 - 10 Tage in Suspensionskultur gehalten, um Embryoid Bodies zu formen. Nachdem diese Embryoid Bodies auf gelatinierte Kulturschalen ausplattiert worden waren, bildeten sich nach 5 - 20 Tagen kontrahierende Areale mit einem Anteil schlagender Zellen von 8 – 10 % [133-135] an den Gesamtzellen.

Die molekulare, strukturelle und funktionelle Identität der Kardiomyozyten aus den schlagenden Bereichen der humanen EBs (hESC-CM) wurde auf verschiedenen Ebenen bestätigt [5, 71]. RT-PCR-Analysen und immunhistochemische Studien demonstrierten die Expression spezifischer kardialer Transkriptionsfaktoren wie Nkx2.5, GATA4, Mef2c und Tbx5. Die Zellen exprimierten sarkomerische Proteine wie α-Aktinin, kardiales Troponin I und -T, sarkomerisches MHC, atriale und ventrikuläre MLC [136-138] sowie andere kardiale oder muskelspezifische Proteine wie ANF, CK-MB und Myoglobin. Elektronenmikroskopische Aufnahmen zu verschiedenen Entwicklungszeitpunkten bestätigten die zellzyklusabhängige Reifung einer irregulären Myofilamentenanordnung hin zu einer sarkomerischen Struktur mit Z-Scheiben [139, 140]. Immunzytochemische Studien zeigten Connexine und Cadherine in den Gap-Junctions benachbarter Zellen [141, 142]. Elektrophysiologische und pharmakologische Untersuchungen mit Diltiazem und Phenylephrin bewiesen die neurohumorale Funktionalität der aus den humanen ES-Zellen gewonnenen Kardiomyozyten: Nach Behandlung mit dem β-Agonisten kam es zu einer konzentrationsabhängiger Steigerung der Kontraktionsfrequenz und -stärke [109, 132, 133]. Kehat et al. konnten zei-

I. EINLEITUNG

gen, dass die Zellen einem funktionalen elektrischen Synzytium mit Schrittmacherzentrum entsprechen [143]. Voltage-clamp-Untersuchungen zeigten in den spontan kontrahierenden Bereichen mit Herzmuskelcharakter Aktionspotentiale und Ionenkanäle aller für embryonale Stammzellen beschriebenen Subtypen von kardialen Differenzierungsstadien (atriale und ventrikuläre Zellen sowie Zellen des Reizbildungs- und -leitungssystems) [134, 144, 145] (s. Bild I-5).

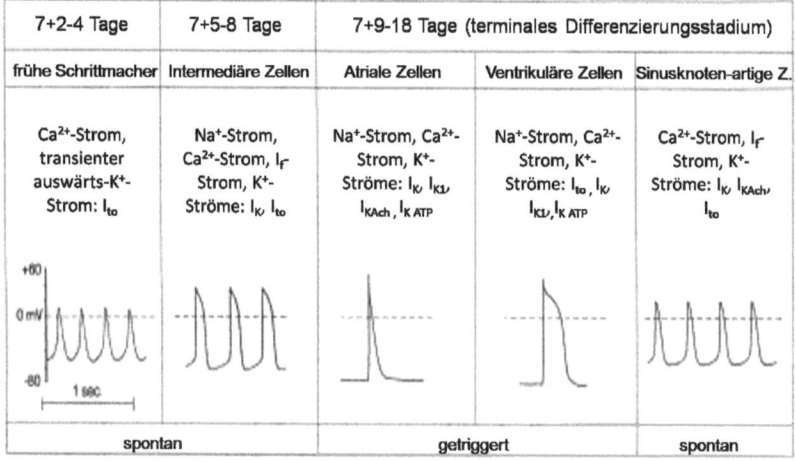

Bild I-5 Entwicklung der elektrophysiologsichen Eigenschaften von Kardiomyozyten während der EB-Differenzierung

I.2.5 Transplantationsstudien mit Kardiomyozyten aus ES-Zellen

In mehreren Studien im Mausmodell exprimierten genetisch selektierte, aus ES-Zellen derivierte Kardiomyozyten nach intramyokardialer Injektion spezifische kardiale Proteine und formten ein stabiles, sich synchron kontrahierendes intrakardiales Transplantat mit einer Verbesserung der Herzfunktion [71, 146-148]. Min et al. waren die ersten, die das Überleben von aus murinen ES-Zellen derivierten Kardiomyozyten in infarzierten Herzen demonstrierten [149]. In einem Infarktmodell der Ratte konnten die kardiale Funktion und das ventrikuläre Remodeling im Gegensatz zu den Kontrolltieren fast komplett regeneriert werden [49].

Jüngste in-vivo-Transplantationsstudien demonstrierten, dass die Transplantation von aus humanen ES-Zellen derivierten Kardiomyozyten in das infarzierte Myokard von immundefizienten Mäusen, Ratten und Schweinen zu der Bildung von funktionellen „Grafts" aus humanem Herzgewebe führte [46, 47, 52, 133, 141, 150-154]. Es kam dabei zu einer elektromechanischen Integration der Zellen mit den Empfängerzellen mit Übernahme der Schrittmacherfunktion in einem Schweinemodell mit komplettem atrioventrikulären Block [154]. Andere Studien zeigten eine Verminderung des Remodelings sowie eine Verbesserung der ventrikulären Funktion bis zu 8 Wochen nach der Transplantation [47]. Kehat et al. fanden überlebende transplantierte Zellen, die bis zu 3 Wochen nach Transplantation sowohl für α-Aktinin als auch für einen humanen mitochondrialen Marker positiv waren [52]. Xu et al. und Laflamme et al. zeigten, dass die implantierten „Grafts", deren humane Herkunft durch in-situ Hybridisierung nachgewiesen wurde, *in-vivo* beachtliche proliferative Fähigkeiten besaßen: Nach 4 Wochen kam es zu einer 7-fachen Vergrößerung des Transplantats [133, 151].

I.2.6 Wege zur klinischen Anwendung von ES-Zellen

Es sind, wie oben beschrieben, bereits wichtige Voraussetzungen für die Entwicklung therapeutischer Ansätze aus pluripotenten Stammzellen zur Heilung kardiologischer Erkrankungen erfüllt.
Da Kardiomyozyten zwar den Großteil des strukturellen Herzvolumens, jedoch insgesamt neben Fibroblasten, Endothelzellen und glatten Muskelzellen nur ein Drittel der gesamten Zellzahl ausmachen, werden auch letztere Zelltypen für die Transplantation benötigt. Ein Vorteil der ES-Zellen ist gerade ihre Fähigkeit, zu dieser Vielzahl von verschiedenen spezialisierten Zellarten zu differenzieren [134, 155]. Humane ES-Zellen können z.B. durch VEGF zu Endothelzellen differenziert und durch FACS mittels PECAM-1-Antikörper (platelet endothelial cell adhesion molecule-1) sortiert werden [156]: Sie formen nach subkutaner Implantation bei immundefizienten Mausen gefäßähnliche Strukturen. Aus humanen ES-Zellen derivierte glatte Muskelzellen, die durch PDGF (platelet-derived growth factor) und Alltrans-Retinsäure [157] induziert werden können, exprimieren erwartete Marker wie u.a. smooth muscle-α-Actin, -MHC und Myokardin und zeigen einen kontraktilen Phänotyp [158]. So generierten Caspi et al. einen vaskularisierten *Graft* aus hES-CM, Endothelzellen und Fibroblasten [159].

I. EINLEITUNG 15

Trotz ermutigender Ergebnisse aus den Studien im Nagermodell, müssen für eine zukünftige klinische Anwendung mit hES-Zellen an diese hohe Anforderungen gestellt werden. Wichtige Unterschiede im experimentellen Design (z.b. untersuchte Spezies, Methode und Zeitpunkt der Infarktauslösung, Aufbereitungsmethoden und Differenzierung der hES-Zellen, *Follow-up*-Dauer) erschweren den Vergleich der existierenden Transplantationsstudien; es lassen sich aber einige vorläufige Schlüsse daraus ziehen. Erstens sind die xenogenen Kardiomyozyten nach der Transplantation in der Lage, sich in das Empfängermyokard zu integrieren und zu überleben (zumindest für 4 - 12 Wochen) [46-48, 53, 152]. Zweitens zeigen alle Studien positive Effekte auf das Überleben der Tiere sowie auf die linksventrikuläre Funktion und das Remodeling. Dies lässt die Vermutung zu, dass die implantierten Myozyten mit den Empfängerzellen über Gap-Junctions eine elektrophysiologische Einheit bilden und so direkt zur Herzkontraktion beitragen, was für eine Erfolg versprechende Zelltherapie ischämischer Kardiomyopathien ohne Arrhythmogenität eine essenzielle Voraussetzung darstellt.

Im Folgenden sollen die wesentlichen Hürden für eine klinische Anwendung der hESC-CM dargestellt werden und potentielle Lösungsansätze zur Überwindung dieser Probleme diskutiert werden.

I.2.6.1 Optimierung der Kultivierungs- und Transplantationstechniken

Es wird geschätzt, dass bei einem ausgedehnten Myokardinfarkt durch den Verschluss der linken Koronararterie ca. 1 Milliarde Kardiomyozyten zugrunde gehen. Wenn man bedenkt, dass während der Transplantation eine große Anzahl der Zellen verloren gehen, müssen zur Gewinnung von klinisch relevanten Zellmengen für das initial noch mehr Kardiomyozyten (>10^8 Zellen) zur Verfügung gestellt werden. Das entspricht in etwa einer Menge von 100 klassischen 10 cm-Zellkulturschalen. Strategien, um die Kardiomyozytenausbeute zu steigern, sind z.B. die ursprüngliche Anzahl an undifferenzierten humanen ES-Zellen zu erhöhen, die Kardiomyozytenausbeute durch geeignete Differenzierungssysteme zu optimieren, die proliferative Kapazität der gewonnenen Kardiomyozyten zu erhöhen, Bioreaktoren zu verwenden [160] oder die Integration des „Grafts" zu verbessern [71].
Da es keinen Anhalt für ein Homing von hES-CM in infarzierten Herzen nach intravenöser Injektion gibt, wird eine Therapie mit diesen Zellen eine direkte Applikation fordern. Neben bisherigen Injektionen durch Thorakotomie werden künftig weniger in-

vasive Methoden wie intravenöse [161] oder endokardiale [162] Katheterverfahren mit Hilfe von Echokardiographie oder intravaskulärem Ultraschall von Interesse sein (s. Bild I-6).

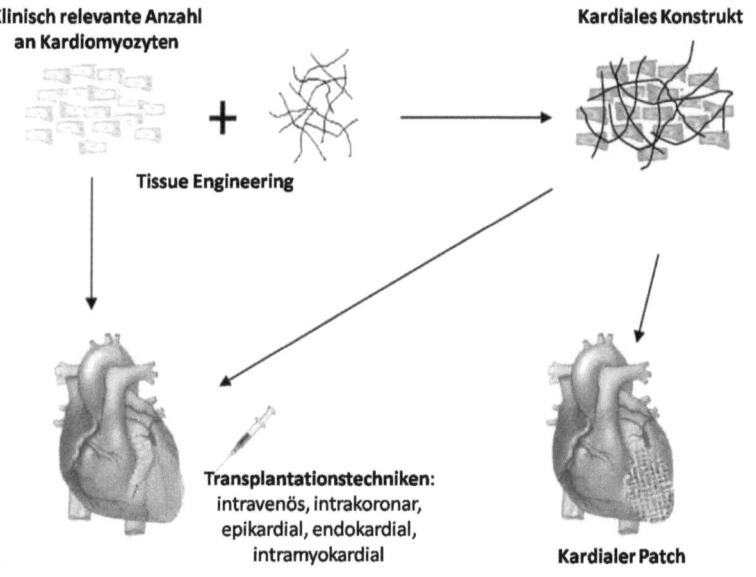

Bild I-6 Optimierung der Transplantationstechniken
Die Gewinnung einer klinisch relevanten Anzahl an Kardiomyozyten, die Prozedur des Tissue Engineerings sowie die Technik der Zelltransplantation müssen noch weiter optimiert werden (modifiziert nach [71]).

Auch müssen noch Parameter wie der genaue Zeitpunkt der Zellapplikation, die optimale Zellzahl und -konzentration und die Anzahl der Injektionen erarbeitet werden. Die Überlebensrate der transplantierten Kardiomyozyten nach Transplantation ist relativ niedrig, was wahrscheinlich durch eine Kombination aus technischen Problemen sowie Zelltod durch Ischämie und Entzündung bedingt ist. Man geht davon aus, dass 9 von 10 transferierten Zellen innerhalb der ersten Woche nach der Transplantation zugrunde gehen [14]. Entsprechend werden in der Forschung zurzeit Verfahren erprobt, um die Überlebensrate von Zellen nach Implantation zu erhöhen [152, 163]. Methoden, diese Probleme zu minimieren, wären pharmakologische Zellkonditionierungsverfahren wie z.B. Hitzeschock [151], 8 ⅇ [53], Überexpression anti-apoptotischer Proteine, antiinflammatorische Therapien oder Abfangen freier Radikale.

I.2.6.2 Immunologische Problematik und Alternativen zu ES-Zellen

Es besteht für den Einsatz von aus humanen ES-Zellen derivierten allogenen Zellen für die Organregeneration ein Problem durch die zu erwartende immunologische Abstoßung der transplantierten Zellabkömmlinge [50, 71, 164]. Da eine immunologische Verträglichkeit der Implantate für eine zukünftige klinische Anwendung aber gewährleistet sein muss, bringt dies die mögliche Notwendigkeit einer immunsuppressiven Therapie mit sich. Dies würde einen Einsatz von hES-Zellen natürlich nicht ausschließen, wenn der therapeutische Nutzen größer wäre als die Risiken der Immunsupprimierung. Die optimale Lösung wäre die Generierung patientenidentischer ES-Zellen und ihre anschließende Differenzierung in den gewünschten Zelltypen [17]. Da die Isolierung von hES-Zellen jedoch auf die Verwendung von Embryonen angewiesen ist, und deswegen autologes Material nicht verfügbar ist, müssen andere Strategien gefunden werden.

Es könnten z.B. MHC (major histocompatibility complex)-„Stammzell" Donoren mit unterschiedlichen HLA-Typen erstellt werden [165], um die alloantigenen Unterschiede zwischen Donor und Empfänger zu minimieren. Eine andere Lösung wäre die Generierung einer universellen Donor-ES-Zelllinie durch das Silencing von MHC-Transkriptionsgenen.

Eine weitere Alternative besteht in der Herstellung von für jeden Patienten maßgeschneiderten isogenen kardialen Zellen nach therapeutischer Klonierung, Reprogrammierung von Fibroblasten zu autologen ES-artigen-Zellen [54, 166-168], Fusion von somatischen Zellen mit ES-Zellen [169] oder Zellexplantation [60] (s. Bild I-7). Beim therapeutisches Klonen oder (SCNT) wird der Kern einer reifen somatischen Zelle eines Individuums in das Zytoplasma einer entkernten und unbefruchteten Donor-Eizelle transferiert [170]. Diese vollzieht daraufhin in der Zellkultur dieselbe Entwicklung zur Blastozyste wie bei einer natürlichen Befruchtung. Die Zellen der ICM können zur Produktion pluripotenter, dem Kerndonor genetisch identischer ES-Zellen, verwendet werden: Es ist also möglich, in Eizellen eine Reprogrammierung von somatischen Zellen im Sinne einer molekularen Umkehr der Entwicklung zu erzeugen (s. Bild I-7). Jaenisch et al. gelang es so, bei Mäusen einen Gendefekt zu korrigieren [171]. In jüngsten Studien wurde über die Erzeugung von Blastozysten beim Menschen [172] und Rhesusaffen [173] berichtet. Die erzeugten ES-Zellen sind dabei von herkömmlichen ES-Zellen nicht zu unterscheiden [174], haben aber den Vorteil, dass sie patientenspezifisch und damit immunkompatibel sind. Ihre Gewinnung ist jedoch technisch anspruchsvoll, ineffizient, und ethisch umstritten, der Zugang zu menschlichen Eizellen ist limitiert: Die Erzeugung menschlicher Embryonen zu Forschungszwecken ist derzeit nur in Belgien, Japan, Singapur, Süd Korea, Schweden, Großbritannien und einigen Staaten der USA erlaubt [175].

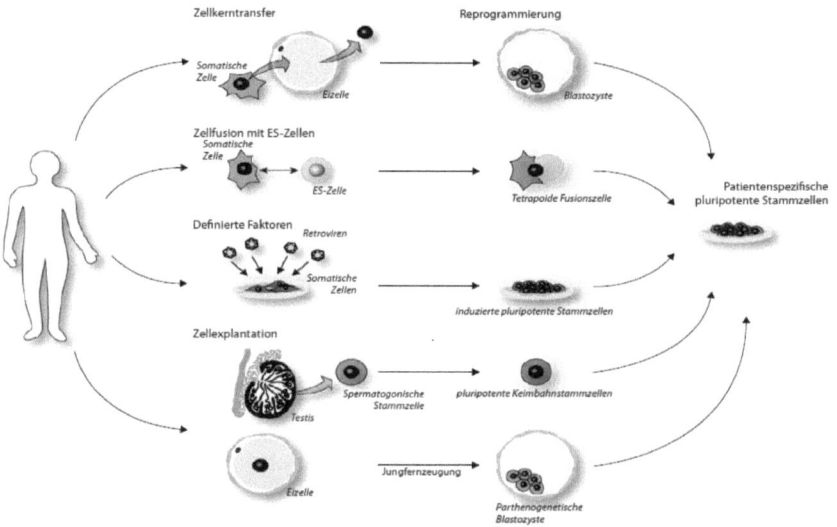

Bild I-7 Ansätze zur Generierung patientenspezifischer ES-Zellen
Die Herstellung autologer kardialer Zellen ist möglich durch therapeutisches Klonieren, Fusion somatischer Zellen mit ES-Zellen, Reprogrammierung somatischer Zellen, Zellexplantation spermatogonialer Zellen oder Jungfernzeugung (modifiziert nach [17]).

Einen wichtigen wissenschaftlichen Durchbruch, der die Umgehung der signifikanten ethischen Hürden der SCNT ermöglicht, zeigen jüngste Studien mit der Reprogrammierung adulter somatischer Zellen. 2006 konnten Takahashi und Yamanaka beweisen, dass murine Fibroblasten durch die gemeinsame Überexpression von nur vier Transkriptionsfaktoren (Oct4, Sox2, c-Myc und Klf4) reprogrammiert, d.h. in einen frühen embryonalen Zustand zurückversetzt werden können [57]. Die generierten „induzierten pluripotenten Stammzellen" (iPS) wurden über die endogene Aktivität der Oct4- oder Nanog-Gene selektiert, was Zellen mit ähnlichen Genexpressionsmuster und Charakteristiken wie ES-Zellen hervorbrachte [166] (s. Bild I-7). Die murinen iPS konnten zu Derivaten aller drei Keimblätter differenzieren, Teratome formen und chimärische Embryonen nach Blastozysteninjektion bilden [167] (s. I.2.2).

I. EINLEITUNG

Auch humane iPS-Zellen wurden generiert, sogar die Herstellung von funktionellen Kardiomyozyten aus humanen Fibroblasten wurde bereits beschrieben [176-178]. Neue Studien zeigen bei Patienten mit neurodegenerativen Erkrankungen wie amyotropher Lateralsklerose, einer spinalen Muskelatrophie, M. Parkinson oder anderen genetischen Erkrankungen Beispiele von der Gewinnung von iPS-Zellen aus Hautfibroblasten [179-182]. Eine jüngste Studie suggeriert, dass durch die Verwendung von Zellen, welche bei Liposuktionen von Patienten im mittleren Alter gewonnenen worden waren, die Effizienz der Reprogrammierung deutlich gesteigert werden konnte [183].

Da die genetische Integration durch retro- oder lentivirale Vektoren die Gefahr einer Inaktivierung wichtiger Zellgene oder der Reaktivierung von Transgenen im Laufe der späteren Differenzierung der Zellen mit sich trägt, wurden sichere Techniken der Gewinnung von iPS etabliert, u.a. adenovirale oder plasmidgestütze Transfektionen [59, 166, 184, 185]. den zur Steigerung der Reprogrammierungseffizienz verwendet [186-188]. Um die Anwendung genetischer Materialien ganz zu umgehen, etablierten Zhou et al. erstmals mit Hilfe von rekombinanten, Zell-penetrierenden und reprogrammierenden Proteinen, die Generierung Protein-induzierter pluripotenter Stammzellen (piPSCs) aus murinen embryonalen Fibroblasten [189]. Kim et al. war es später möglich, mit Hilfe von reprogrammierenden Proteinen auch humane iPS zu gewinnen [190].

Pluripotente Zellen können auch aus den Oct4-exprimierenden Keimbahnstammzellen durch Zellextraktion aus spermatogonialen Zellen oder parthenogenetisch erzeugten Blastozysten gewonnen werden. Spermatogoniale Stammzellen lassen sich aus Mäusehoden isolieren und züchten und bilden dabei ES-Zell-ähnliche Kolonien [60, 61]. Humane diploide Oozyten können bei der sogenannten Jungfernzeugung mittels spezieller Chemikalien zur Teilung angeregt werden; es ist anschließend möglich, aus den resultierenden Blastozysten ES-Zellen zu gewinnen [62-65]. Diese Methode ist aber technisch aufwendig und schwierig, und die Reprogrammierungseffizienz nimmt mit zunehmendem Alter des Keimbahnzellenspenders ab.

I.2.6.3 Problematik der Teratombildung bei pluripotenten Zellen

Die Immortalität und die Pluripotenz der ES-Zellen sowie der reprogrammierten Zellen birgt das Risiko, dass bei der Transplantation Zellen mit tumorigenem Potenzial verschleppt werden können. Im Jahre 2005 wurde erstmals über eine Tumorentstehung nach intramyokardialer Injektion von undifferenzierten mES-Zellen berichtet [50, 164]. Auch bei der Transplantation humaner ES-Zellen in das Nagerherz kam es in den Empfängerherzen zur Bildung gutartiger Teratome [46, 47, 53] (s. Bild I-8). Dies macht die Transplantation von reinen Populationen terminal differenzierter Zellen unentbehrlich.

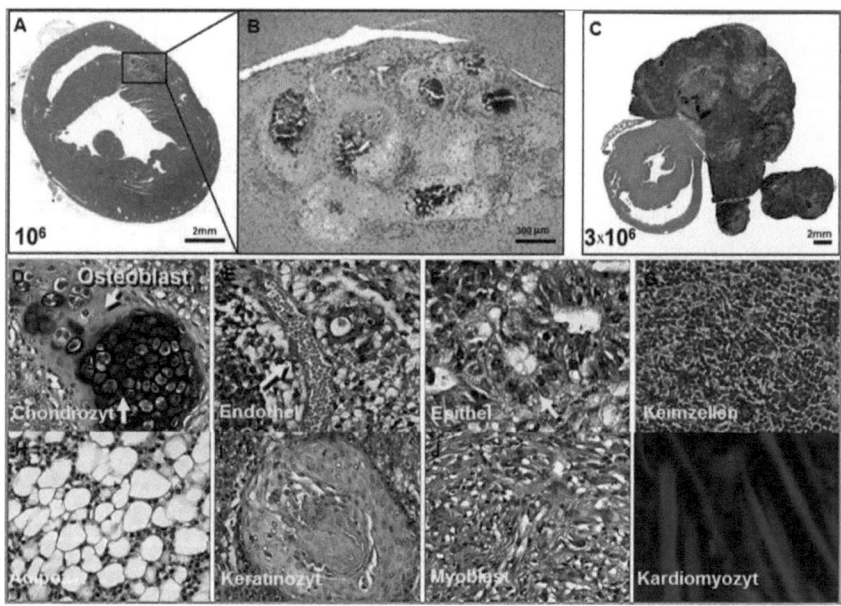

Bild I-8 Tumorigenes Risiko der Stammzelltherapie
Die Injektion von 10^6 bzw. 3×10^6 ES-Zellen pro Herz führte zu der Bildung eines eingekapselten (A), (B zeigt Vergrößerung) bzw. in die Thoraxhöhle ragenden (C) Teratoms. Diverse ES-Zell-derivierte Phänotypen konnten in der Histologie mittels HE-Färbung identifiziert werden: Osteoblasten und Chondrozyten (D),
◼   ◼
CFP-exprimierenden Kardiomyozyten unter der Kontrolle des kardialen Aktin-Promotors (modifiziert nach [191]).

Ein weiterer Grund für eine Aufreinigung ist die Vermeidung von Herzrhythmusstörungen durch Transplantation von spezifischen Kardiomyozytensubpopulationen (z.B. ventrikuläre und atriale Zellen sowie Zellen des Reizbildungs- und -leitungssystems) anstatt von Mischpopulationen, welche zu ektopen Erregungen führen könnten. Es ist daher essentiell, vor einer zukünftigen klinischen Anwendung von ES-Zellen die Gefahr einer Teratomentstehung durch eine Aufreinigung oder eine genetische Selektion von Kardiomyozyten [150, 192], durch eine negative Selektion von Zellen mit undifferenzierten Markern, oder aber durch eine *in-vitro*-Differenzierung in Kardiomyozyten oder Endothelzellen [48, 53] vor der Transplantation zu eliminieren.

Im Folgenden sollen die schon von vielen Arbeitsgruppen untersuchten Möglichkeiten einer gezielten Aufreinigung der Kardiomyozyten aus dem Zellverband und einer Anreicherung oder „Programmierung" von pluripotenten Zellen vorgestellt werden.

I.3 HERSTELLUNG REINER KARDIOMYOZYTENPOPULATIONEN FÜR DIE TRANSPLANTATION

Um reine Kardiomyozytenpopulationen für die Transplantation zu erreichen, war ein erster Ansatzpunkt die enzymatische [133] oder mechanische Dissektion [47, 132] [193]. Diese Methode war jedoch sehr arbeitsintensiv und ineffizient, für große Zellmengen ungeeignet und brachte Kardiomyozyten-Populationen von nur 50 - 80 % hervor. Eine zweite Herangehensweise war die Isolierung der Kardiomyozyten aufgrund ihrer physikalischen Eigenschaften. Es wurden diskontinuierliche Percoll-Gradienten verwendet, um die Kardiomyozyten aufgrund ihrer höheren Dichte aus der ES-Zellkultur anzureichern [133]. Diese Ansätze brachten aber keine ausreichenden Reinheiten für eine klinische Anwendung mit sich - so mussten andere reproduzierbare und sichere Strategien zur Isolation entwickelt werden.

I.3.1 Gezielte Aufreinigung von Kardiomyozyten aus dem Gesamtzellverband

I.3.1.1 Promotorgestützte fluoreszenzaktivierte und antibiotikagestützte Aufreinigung

Da für die Selektion von Kardiomyozyten bisher kein endogen exprimierter spezifischer Oberflächenmarker bekannt ist, wurde versucht, funktionelle Kardiomyozyten durch genetische Manipulation zu markieren und anschließend mit einem zellschonenden Protokoll aufzureinigen.

Ein viel versprechender Ansatz ist die genetische Modifikation von hES-Zellen mit einem Selektionsgen (Antibiotikaresistenz) unter der Kontrolle eines spezifischen kardialen Promotors, der sich erst anschaltet, wenn sich die Zelle zu einem Kardiomyozyten differenziert. Die Expression des Markergens ermöglicht somit die Unterscheidung der Kardiomyozyten aus der Mixtur der anderen Zellpopulationen in dem Embryoid Body [92]. Dieses elegante Selektionsschema für die Generierung purer und skalierbarer Kardiomyozytenpopulationen wurde initial im murinen ES-Zellmodell durch Klug et al. vorgestellt [146]. Pluripotente murine ES-Zellen wurden stabil mit einem Gen transfiziert, das aus dem spezifisch kardialen α-MHC-Promotor und einer cDNA für Aminogykosid-Phosphotransferase (G418/Neomycin-Resistenz) besteht. Diese Zellen wurden *in-vitro* unter G418-Antibiotikum-Selektionsdruck kultiviert, dabei konnten >99,6 %-ige Kardiomyozyten-Reinheiten erzielt werden [71]. In einem ein wenig modifizierten Ansatz gelang es Müller et al., genetisch modifizierte murine ES-Zellen mit einem Konstrukt zu generieren, das für einen CMV-Enhancer und einen spezifischen ventrikulären MLC-2v-Promotor kodiert, unter dessen Regulation ein grün fluoreszierendes Protein (EGFP) als selektierbarer Marker exprimiert wird (s. Bild I-9). Die Markierung, fluoreszenzaktivierte Zellsortierung und anschließende Charakterisierung des ventrikulären Zelltyps brachte eine Kardiomyozytenreinheit von 97 % hervor [194].

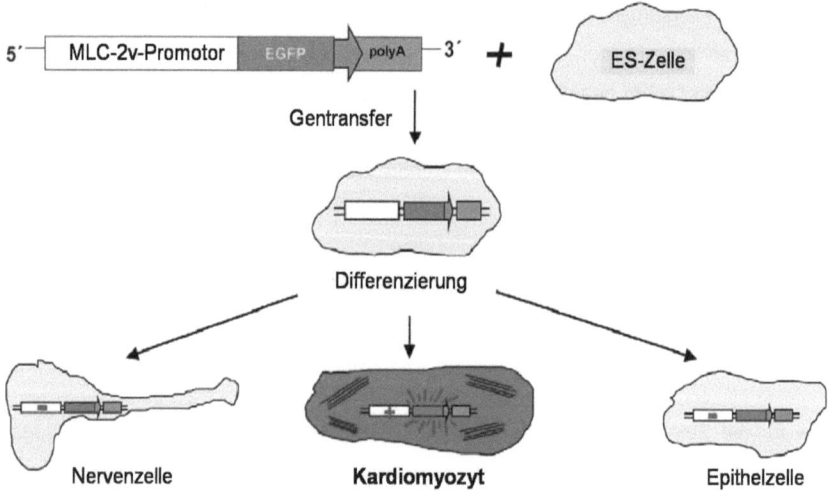

Bild I-9 Selektion ventrikulärer Kardiomyozyten aus *in-vitro*-differenzierten, grün fluoreszierenden ES-Zellen mit Hilfe des spezifischen MLC-2v-Promotors.
(modifiziert nach [92])

Um diese elegante genetische Selektion auf humane Zellen zu übertragen, generierten Huber et al. mit der Hilfe lentiviraler Vektoren transgene Zellklone, die ein EGFP-

I. EINLEITUNG

Reportergen unter der Kontrolle des humanen MLC-2v-Promotor exprimierten [150]: Es kam zu einer Kardiomyozytenreinheit von >93 %. Eine aktuellere Studie demonstrierte den Nutzen eines doppelten transgenen Ansatzes für die Kardiomyozyten-Anreicherung [192] mit einer erreichten Reinheit von >91 %: Eine negative Selektion hoch proliferierender Zellen mit dem Herpes-simplex-Virus-Thimidine-Kinase/Ganciclovir (HSVtk/GCV)-Selbstmord-Gen-System und eine positive Selektion der Kardiomyozyten, die ein Antibiotika-Resistenzgen unter der Kontrolle des humanen α-MHC-Promotor tragen.

I.3.1.2 Magnetische Zellsortierung (MACS) als Goldstandard zur Zellaufreinigung

Die fluoreszenzaktivierte Zellsortierung ist jedoch eine sehr zeitaufwändige Methode mit einer Sortierleisung von 3.000 Zellen/s für eine erzielte Reinheit von 95 % und eine Ausbeute von 50 - 70%. Wenn theoretisch bei einem Myokardinfarkt 10 % der Muskelmasse zugrunde gehen, was einer Masse von ca. 40 g entspricht, wären bei einem Gewicht von 80 ng/Kardiomyozyt für die Zelltherapie dieses Infarkts 10^8 Zellen notwendig. Dies würde bei der obigen Sortierleistung eine klinisch kaum realisierbare Zeit von über 500 h beanspruchen. Darüber hinaus gilt für diese Aufreinigungsmethode die Problematik der Immunogenität oder Toxizität des transgen exprimierten nicht humanen Proteins. Die langen Inkubationszeiten der Antibiotika bergen die Gefahr der Resistenzenbildung sowie von möglichen schädlichen Effekten auf die terminal differenzierten Zellen [146, 160].

Unsere Arbeitsgruppe etablierte aus diesem Grund ein Protokoll zur Markierung und Isolation stabil transfizierter ES-Zellen mit Hilfe magnetischer Zellsortierung (MACS) [195]. Mit dieser Methode konnte eine Anreicherung großer Zellzahlen mit Reinheiten von über 98 % und die Identifikation von Populationen mit sehr geringer Frequenz erzielt werden konnten. Dieses Verfahren gilt daher zurzeit als Goldstandard einer zellschonenden Zellseparation, verbunden mit einem geringen Zeitaufwand (Sortierleistung von 10^{12} Zellen/h). Das Protokoll basiert auf der Transfektion von ES-Zellen mit dem nicht immunogenen humanen CD4-Oberflächenmolekül, dessen intrazelluläre Domäne deletiert ist Δ CD4). Mit MACS könnten so hochaufgereinigte Populationen spezifischer Subtypen von Kardiomyozyten gewonnen werden, die mittels Tissue Engineering [196] funktionsfähiges Myokard bilden könnten.

I.3.2 Differenzierung und initiale Anreicherung der Kardiomyozytenpopulation

Ein anderer Ansatzpunkt ist, die initiale Kardiomyozytenpopulation anzureichern. Dies fordert jedoch fundamentales Verständnis der Differenzierungsprozesse im komplexen Netzwerk der Schlüsselregulatoren der kardiovaskulären Entwicklung und der ES-Zell-Differenzierung. Im Folgenden soll ein Überblick über die Kardiovaskulogenese von Vertebraten gegeben werden, bevor auf verschiedene Anreicherungsansätze von Kardiomyozyten eingegangen wird.

I.3.2.1 Entwicklung des Herzkreislaufssystems auf molekularer Ebene

Die Entwicklung des Herzkreislaufsystems im Embryo, der ersten funktionsfähigen und lebensnotwendigen Einheit im Säugetier, bestehend aus Herz, Blutzellen und Gefäßsystem [197], benötigt ein komplexes Netzwerk von Interaktionen zwischen Proteinen und verschiedenen Zelltypen. Es werden dabei diverse muskuläre und nichtmuskuläre Zelllinien generiert: atriale und ventrikuläre Kardiomyozyten, Reizleitungszellen, glatte Muskelzellen und endotheliale Zellen für die Koronargefäße, endokardiale Zellen, Zellen des Klappenapparates und Bindegewebszellen.

Es sind drei wichtige Quellen von Herzvorläuferzellen identifiziert worden, welche sich räumlich und zeitlich voneinander versetzt entwickeln: das kardiale Mesoderm, die Neuralleiste sowie das proepikardiale Organ [80, 198]. Das kardiale Mesoderm, welches die Vorläuferzellen des ersten und zweiten Herzfeldes hervorbringt, trägt zum Großteil des Myokards bei. Die kardiale Neuralleiste bringt später das Aortenbogengefäßsystem sowie das autonome Nervensystem hervor, während das Mesenchym und der Großteil des Epikards aus dem Proepikard abstammen.

Die humane Kardiogenese beginnt mit der Gastrulation in der dritten Woche der Embryonalentwicklung und der Generierung des präkardialen Mesoderms, welches durch den T-box-Transkriptionsfaktor Brachyury (T) gekennzeichnet ist. Zellen des Mesoderms werden dabei durch Signale angrenzender Gewebe zu einer kardialen Entwicklung getrieben [199, 200]. Dieser posteriore Anteil des Primitivstreifens enthält multipotente Zellen, welche den Ursprung der muskulären und vaskulären Komponente des sich entwickelnden Herzens darstellen, und durch den LIM-Homeodomain Transkriptionsfaktor Isl1 gekennzeichnet sind [201] (s. Bild I-10). Diese Zellen beginnen zum anterolateralen Plattenmesoderm zu migrieren und bringen dabei zwei separate Progenitor-Zellpopulationen hervor: die beiden primären Herzfelder [83]. Dabei beginnen die Zellen, MesP1 (mesoderm posterior-1) und Flk1 (oder sein humanes Äquivalent KDR) zu exprimieren [202-204] und regulieren dabei ihre Brachury-Expression herunter.

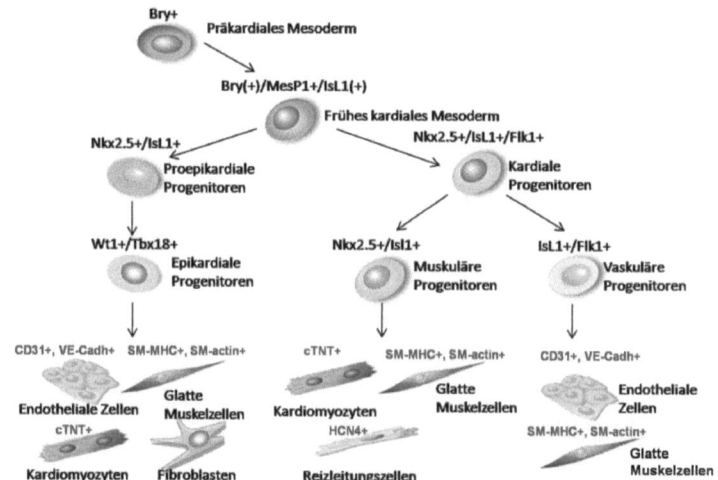

Bild I-10 Modell der Hierarchie der kardialen Progenitorzellen und ihrer Abkömmlinge
Brachyury markiert das präkardiale Mesoderm des Primitivstreifens. Diese frühen Zellen beginnen MesP1 zu exprimieren. Im Laufe der weiteren kardialen Entwicklung tragen Nkx2.5/Isl1/Flk1-exprimierende Zellen zu den Kardiomyozyten, glatten Muskelzellen und Endothelzellen bei. Epikardiale Progenitorzellen, welche durch Wt1/Tbx18 gekennzeichnet sind, entwickeln sich zu Endothelzellen, glatten Muskelzellen, Kardiomyozyten und Fibroblasten (Bry Brachury T, cTnT kardiales Troponin T, HCN4 hyperpolarization-activated cation channel 4, SM-MHC smooth muscle myosin heavy chain, VE-Cadh VE-Cadherin, MesP1 mesoderm posterior 1, Wt1 Wilms tumor suppressor protein 1, Tbx18 T-box transcription factor 18, Flk1 vascular endothelial growth factor receptor 2) (modifiziert nach [80]).

Das erste Herzfeld, welches der Ursprung des linken Ventrikels und von Vorhofanteilen ist, nimmt eine halbmondförmige Morphologie an und exprimiert das Homeodomänenprotein Nkx2.5 (NK2 transcription factor related 5) [205-207], GATA4 (GATA binding protein 4) [208], Mef2c (myocte enhancer factor 2c) [209], das T-Box-Protein Tbx5 [210] und Hand1 (heart and neural crest derivatives expressed protein-1). Zur gleichen Zeit verliert es seine MesP1-Expression. Lateral gelegene Zellen migrieren nach medial zur ventralen Mittellinie, dort fusionieren sie mit den gegenüberliegenden Zellen zum primitiven Herzschlauch; daraufhin treten die ersten kontrahierenden Kardiomyozyten auf. Das zweite Herzfeld, welches von Zellen aus dem pharyngealen Mesoderm medial des Halbmondes abstammt, exprimiert Nkx2.5, GATA4, Mef2c, das LIM-Homeodomain Gen Islet 1 (Isl1) [211], Hand2 und FGF-10. Es formt später den rechten Ventrikel und den Ausflusstrakt [198, 203, 212]. Im weiteren Verlauf der Herzentwicklung kommt es zur Bildung der Herzschleife (Looping), woran v.a. Gene wie Nkx2.5 und GATA4 beteiligt sind [199]. Der kraniale Abschnitt des Herzschlauchs krümmt sich dabei nach ventral und kaudal, während der zuvor kaudale Vorhofabschnitt eine Krümmung nach dorsokranial und links erfährt. Durch Fusion zellulärer Endokardkissen und durch Bildung von Septen kommt es zu einer Unterteilung des ursprünglichen Schlauchs in ein vierkammeriges Herz, das nach Verbindung zu den ersten Kreislaufschlingen zu schlagen beginnt [213]. Jüngste Arbeiten haben einige multipotente proepikardiale Progenitorzellen identifiziert, welche den T-box-Transkriptionsfaktor Tbx18 und das Wilms-Tumorsuppressor-Protein Wt1 exprimieren und zur glatten Muskulatur, den kardialen Fibroblasten sowie dem atrialen und ventrikulären Myokard beitragen [214].

Die Entwicklung der Gefäße erfolgt zeitlich parallel, aber unabhängig zur Kardiogenese. Die Vaskulogenese wird durch FGF-2 und VEGF stimuliert. Aus Hämangioblasten entstehen erste Blutinseln, welche zu hämatopoetischen Stammzellen und Angioblasten differenzieren, die später als Endothelzellen Gefäßnetzwerke bilden. Die spätere Angiogenese, d.h., die Ausbildung von reifen Venen, Arterien und Kapillaren aus den primären Gefäßnetzen, wird durch Angiopoietin, VEGF, PDFG und TGF-β transforming growth factor-β) stimuliert [197, 215].

Studien an murinen und humanen ES-Zellen suggerieren, dass deren *in-vitro*-Differenzierung im EB zu Kardiomyozyten die embryonale Kardiogenese *in-vivo* imitiert. Diese embryonalen Entwicklungsmodelle haben etliche ES-Zellforscher inspiriert und sie dazu befähigt, die Schlüsselmomente der embryonalen Kardiovaskulogenese in der ES-Zell-Kultur *in-vitro* zu rekapitulieren, mit dem Ziel, hoch angereicherte differenzierte Zelllinien zu generieren [71, 122, 137]. Während der frühen ES-Zell-Differenzierung zu Kardiomyozyten geht eine initiale Reduktion der Expression der pluripotenten Stammzellmarker mit einer Vermehrung des Levels an mesodermalen Marker wie Brachyury einher. Im Anschluss daran kommt es zur Expression der kardialen Transkriptionsfaktoren MesP1, Nkx2.5, Mef2c, Tbx5 und GATA4 und später der spezifischen kardialen Strukturgene (wie kardiales Troponin I, Troponin T, ANF, α-MHC, MLC-2v, MLC-2a).

Neben der Ähnlichkeiten der ES-Zell-Kardiomyogenese mit der kardialen Entwicklung *in-vivo* in der Genexpression und der Population von frühen Progenitorzellen

I. EINLEITUNG

zeigen jüngste Publikationen auch Parallelen bei den Wachstumsfaktoren und Signalwegen. Verschiedene Familien von sezernierten Signalmolekülen stellen ein komplexes Netzwerk von Interaktionen zwischen den oben genannten Transkriptionsfaktoren für die Spezifizierung des kardiogenen Mesoderms her [216]. Diese Signalwege spielen bei undifferenzierten Zellen auch eine Rolle in der Erhaltung der Stammzelleigenschaften, was darauf hindeutet, dass diese Pathways abhängig vom jeweiligen Stadium und der Linienzugehörigkeit der entsprechenden Zellen eine unterschiedliche Wirkung haben. Die Induktion des Primitivstreifens und damit auch die verstärkte Kardiomyogenese durch Erhöhung der Mesodermbildung kommt dabei durch den Activin/Nodal- und den kanonischen Wnt-Pathway zustande [217, 218]. Im Anschluss daran inhibiert der kanonische Wnt-Signalweg aber die Kardiomyogenese während eine Blockade dieses Pathways durch Dickkopf-1 (Dkk-1) sie wiederum verstärkt. Die Blockade des kanonischen Wnt-Signalweges wird heute als eine essentielle Bedingung für die Initiation der Herzentwicklung angesehen [219]. Erst kürzlich konnte von unserer Arbeitsgruppe der kanonische Wnt-Inhibitor Dkk-1 als direktes Zielgen von MesP1 definiert werden [220].

Weitere wichtige Signaltransduktionswege während der Kardiogenese sind die BMP- und FGF-Signalwege. BMP, Mitglied der TGF-β-Superfamilie, ist für die Induktion des Herzfeldes, die Ventrikelbildung sowie die Differenzierung der Kardiomyozyten essentiell [221]. FGF-2 und -4 induzieren in Kooperation mit BMP2 oder -4 in nichtkardiogenem posteriorem Mesendoderm des Huhns die Bildung von kontraktilem Gewebe [222, 223].

Schließlich wird die Kardiogenese von durch angrenzende Gewebe abgegebene Faktoren reguliert, z.B. aus dem direkt anliegenden anterioren Endoderm [224]. Um ES-Zellen *in-vitro* gezielt in einen bestimmten Zelltyp zu differenzieren, setzt man sie am besten denjenigen Substanzen aus, die auch *in-vivo* auf sie einwirken. Es wurde aus diesem Grunde versucht, die Ausbeute an Kardiomyozyten bei der Differenzierung von ES-Zellen durch modifizierte Kulturbedingungen mit Hilfe spezieller Wachstumsfaktoren und Zytokine zu erhöhen.

I.3.2.2 Anreicherung durch Modifizierung der Kultivierungsbedingungen

Frühe Versuche, die Kardiogenese in humanen ES-Zellen zu induzieren, fokussierten generell auf den Einsatz von Endoderm. In einer Studie zeigten Mummery et al., dass die Kokultivierung einer humanen ES-Zelllinie, die nicht regelmäßig spontan zu

Kardiomyozyten differenzierte, mit END-2 Zellen (einer murinen viszeralen Endoderm-ähnlichen Zelllinie), den nötigen Impuls für die kardiale Differenzierung [144] brachte. Durch Serumentzug konnte die Kardiomyozytenausbeute später von 5 % auf 20 % gesteigert werden [225].

Jüngste Studien demonstrierten die Fähigkeit verschiedener Wachstumsfaktoren der TGF-β-Superfamilie, darunter BMP, Nodal und Activin A, die Mesodermbildung und daraus folgend die Kardiomyogenese im humanen ES-Zellmodell zu induzieren [53, 217, 226-228]. BMP2 und BMP4 führten zur Posteriorisierung des Primitivstreifens und waren in der Lage, die ektope Expression der kardialen Transkriptionsfaktoren Nkx2.5 und GATA4 sowie die Bildung von schlagenden Kardiomyozyten in Hühnerembryos und murinen ES-Zellen zu induzieren, während der BMP-Antagonist Noggin die Differenzierung des präkardialen Mesoderms inhibierte [229, 230]. Tomescot et al. demonstrierten, dass humane ES-Zellen, die mit BMP2 und SU5402 (einem FGF-Rezeptor-Inhibitor) vorbehandelt worden waren und dann in das infarzierte Rattenmyokard transplantiert wurden, zu humanen kardialen Gewebe ohne Teratombildung differenzierten [48]. Die von Xu et al. gezeigte Steigerung der Kardiogenese mittels BMP4 und Activin A [102] konnte später von Takahashi et al. auch für humane iPS-Zellen bestätigt werden [54].

Auch andere Faktoren wie Insulin, Insulin-like growth factors [231], PDFG [232], Erythropoetin [233], Ascorbinsäure [225] und 5-Azacytidin [234] verstärken die Kardiogenese in hES-Zellen.

Obwohl durch derartige Kulturbedingungen mit Hilfe verschiedener Moleküle die Ausbeute an Kardiomyozyten von ca. 10 % bei spontaner Differenzierung auf bis zu 70 % erhöht werden konnte, entsteht dabei keine homogene Kardiomyozytenkultur, sondern eine Mixtur verschiedener Zelltypen. Es ist unwahrscheinlich, dass durch eine weitere Optimierung der Differenzierungsprotokolle eine reproduzierbare und hochreine Kultur gewünschter kardiomyozytärer Subtypen erreicht werden wird.

I.3.2.3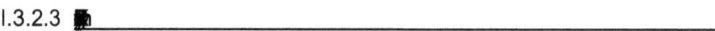

Ein anderer Ansatz könnte sein, verschiedene Typen von nativen oder induzierten pluripotenten Stammzellen mit Hilfe von frühen kardiovaskulären Transkriptionsfaktoren „vorauszuprogrammieren". So könnte eine hohe Ausbeute an erwünschten kardialen Zellsubtypen erreicht werden, mit dem Ziel einer Herstellung künstlicher Herzgewebe.

I. EINLEITUNG 29

von pluripotenten Stammzellen konnte unsere Arbeitsgruppe kürzlich zeigen [220], dass MesP1 einen Schlüsselfaktor darstellt, der ausreichend ist, um die Kardiogenese zu induzieren.

Um nun einen besseren Einblick in diese Vorgänge zu vermitteln und die Einordnung der in dieser Arbeit neu gemachten Beobachtungen in den gegenwärtigen Wissensstand zu ermöglichen, wird im Folgenden ein Überblick über MesP1 gegeben.

I.4 TRANSKRIPTIONSFAKTOREN DER KARDIOVASKULOGENESE

I.4.1 MesP1

I.4.1.1 MesP1 als früher Transkriptionsfaktor der Kardiovaskulogenese

Bei MesP1 handelt es sich um ein Mitglied der Familie der *Basic helix-loop-helix*-Transkriptionsfaktoren (bHLH), welche Homo- und Heterodimere bilden und die Transkription von Genen, und damit deren Expression, über verschiedene Mechanismen regulieren können.

MesP1 liegt, nur wenige Kilobasen von MesP2 entfernt, dem zweiten Mitglied der MesP-Familie, auf Chromosom 7 der Maus und auf dem langen Arm von Chromosom 15 des Menschen. Die für die DNA-Bildung und die Transkriptionsregulation erforderlichen Abschnitte sind hoch konserviert, was sich sowohl auf mRNA- als auch auf Proteinebene zeigt: Die bHLH-Bereiche von MesP1 sind bei Mensch und Maus auf Aminosäurenebene zu 96 % identisch [235].

Im primitiven Chordaten *Ciona intestinalis*, dem einzigen bekannten Orthologen des Vertebraten-MesP1-Gens in Aszidien, ist Cs-MesP essentiell für die Migration und Spezifizierung von Nkx- und HAND-exprimierenden Herzvorläuferzellen [236, 237], was die gestörte Entwicklung des juvenilen Herzens im Cs-MesP-Knockdown-Embryo zeigt. Konstitutiv aktives Cs-MesP kann die Kardiogenese in *Ciona* unabhängig von der Migration der kardialen Vorläuferzellen induzieren. Dies suggeriert für die kardiovaskuläre Spezifizierung einen in Chordaten hoch konservierten Mechanismus, der durch MesP-Gene initiiert wird und in niedrigeren Hierarchieebenen Faktoren wie Nkx2.5, HAND und Flk1 involviert.

MesP1 wird in fast allen Vorläuferzellen des kardiovaskulären Systems bei Vertebraten exprimiert. Der Transkriptionsfaktor ist für die kardiale Morphogenese essentiell und gilt aktuell als der früheste kardiale Marker [200, 235, 238-240]. Wie unter 1.3.2.1 beschrieben, wird MesP1 im kranio-kardialen Mesoderm von initial durch den Primitivstreifen gewanderten Zellen und im extraembryonalen Mesoderm gebildet und danach schnell herunter reguliert.

Eine Inaktivierung des MesP1-Gens in Mäusen führt zu einer Herzfehlbildung, die sich in Cardia Bifida und fehlerhafter Expression von Flk1 (VEGFR-2 oder KDR), einem VEGF-Rezeptoren von Endothelvorläuferzellen, äußert [239], sowie zu einer Retardierung im Embryonalwachstum. Durch eine Heraufregulation von MesP2 kann die aberrante Herzmorphologie noch teilweise kompensiert werden, ein Knockout beider MesP-Gene unterbindet die Bildung der Herzanlage jedoch ganz und führt zu embryonaler Letalität.

I.4.1.2 Durch MesP1 generierte kardiovaskuläre Vorläuferzellen

Unsere Arbeitsgruppe konnte zeigen, dass MesP1 nicht nur ein notwendiger Bestandteil während der Kardiovaskulogenese ist sondern auch der erste bekannte Faktor, der hinreichend ist, um die ektope Kardiogenese im Vertebraten-Embryo zu induzieren [220]. Auch *in-vitro*-Studien und Übertragungen auf embryonale Stammzellen führten zu einer verstärkten Kardiovaskulogenese, was sich im vermehrten Auftreten von spontan schlagenden Kardiomyozyten und endothelialen Zellen zeigte. Die Experimente zeigten die herausragende Funktion von MesP1 in einer Gen-Regulations-Kaskade, mit dem Ergebnis einer Dkk-1-vermittelten Blockade des kanonischen Wnt-Signallings. Dabei wurde der kanonische Wnt-Inhibitor Dkk-1 als direktes Zielgen von MesP1 definiert.
Es konnte weiterhin gezeigt werden, dass die MesP1-induzierte und ES-Zell-basierte Kardiomyogenese die initiale Anwesenheit von allgemeinen Mesoderminduzierenden Faktoren benötigt, was in FACS-Analysen für Flk1, dem frühesten Oberflächenmarker für laterales Mesoderm [241], deutlich wurde. Dieser war nicht vor dem Zeitpunkt des 4.-6. Tages der Differenzierung erhöht, wenn nämlich das laterale und das paraxiale Mesoderm sich gebildet haben [220, 242]. Elektrophysiologische Analysen von isoliert schlagenden Kardiomyozyten zeigten alle Subtypen von kardialen ES-Zell-Differenzierungsstadien, wenn auch mit einer hohen Anzahl an frühen/intermediären Zelltypen [107, 243].
Diese Erkenntnis bietet die Möglichkeit, durch Differenzierung von ES- oder iPS-Zellen eine hohe Ausbeute an Kardiomyozyten und Endothelzellen für klini-

I. EINLEITUNG 31

sche Anwendungen zu erhalten. Während durch MesP1 generierte frühe kardiovaskuläre Vorläuferzellen Wichtigkeit erlangen könnten für innovative Ansätze wie z.b. der Wiederherstellung von ganzen Herzen inklusive des Myokards und der Gefäße, könnte die direkte Zelltransplantation spezifische ventrikuläre Zellen benötigen, um myokardiale Defekte im Rahmen des Tissue Engineering zu versorgen. Daher muss auf lange Sicht die spezifische Generierung von bestimmten kardiovaskulären Zell-Subtypen für klinische Fragestellungen oder *in-vitro*-Modelle in Betracht gezogen werden. Folglich stellte sich die Frage, ob es in einem ähnlichen Ansatz, aber mit einem später aktiven Transkriptionsfaktor, möglich wäre, spezifische ventrikuläre Zellen zu induzieren.

Als Kandidat für eine gezielte ventrikuläre Differenzierung von Stammzellen wurde in der hier vorliegenden Arbeit aufgrund seiner weit bekannten Bedeutung für die grundliegenden Prozesse im Embryo der Transkriptionsfaktor Nkx2.5 gewählt [244-247]. Dieser Faktor spielt eine wichtige Rolle in der Spezifizierung und Reifung der ventrikulären Kardiomyozyten [248, 249].

I.4.2 Nkx2.5

In den letzten Jahrzehnten wurde eine Reihe von Homöodomänenenthaltenden Proteinen identifiziert, die eine wichtige Rolle bei der Ausbildung des kardialen Phänotypen spielen. Innerhalb dieser Gruppe ist der Homeobox-Transkriptionsfaktor Nkx2.5 am besten charakterisiert und spielt eine essentielle Rolle in der frühen kardialen Entwicklung [205, 250-252].

I.4.2.1 Der Nk-2-Klasse-Homöobox-Transkriptionsfaktor Nkx2.5.

Der Transkriptionsfaktor Nkx2.5 ist einer der frühesten kardialen Marker und das prominenteste Mitglied der „ NK-Homeobox Genfamilie", zu welcher tin -Gen in Drosophila homologe Gene gezählt werden (Nkx2.3, 2.5, 2.6, 2.7, 2.8, 2.9) [206, 250]. Die Homologie zwischen dem murinen und humanen Nkx2.5, seinem Xenopus-Äquivalent XNkx2.5 und dem Drosophila-in , sowie die Ähnlichkeit ihres Expressionsmusters lässt eine frühe und evolutionär hoch konservierte Bedeutung des Transkriptions-Aktivators Nkx2.5 in der Kardiogenese vermuten [205, 245-247, 251]. In Drosophila wird Tinman für die Entwicklung des dorsalen Gefäßes benötigt, welches das Herzäquivalent der Fruchtfliege darstellt.

Nkx2.5 liegt auf dem Chromosom 5q34 des Menschen und auf Chromosom 17 der Maus [253, 254]. Das humane Nkx2.5 besteht aus 2 Exons, welche für ein Protein mit 324 Aminosäuren kodieren. Die gemeinsame Struktur der Nkx2-5-Proteine besteht aus einer N-terminalen TN-Domäne, der Homöodomäne und einer C-terminalen NK-2-spezifische Domäne (NK2-SD) [245]. Die Homöodomäne von Nkx2.5 besitzt ein einzigartiges Helix-Turn-Helix-Motiv, welches an die spezifische DNA-Sequenz 5´ T(C/T)AAGTG 3´ bindet [255].

I.4.2.2 Beteiligung von Nkx2.5 an der Kardiogenese

Als einer der frühesten Marker der kardialen Differenzierung wird Nkx2.5 bei Mäusen bereits am Embryonaltag 7.5, noch vor der Aktivierung der spezifischen Herzmuskelgene α Aktin und β-MHC, im präkardialen Mesoderm exprimiert (s. Bild I-11) [205, 246].

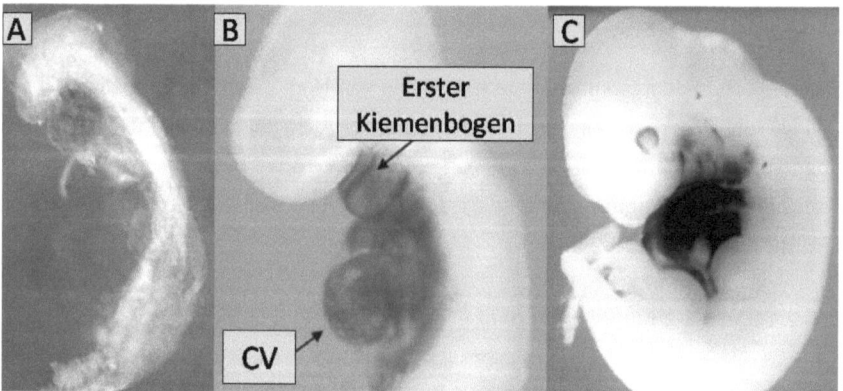

Bild I-11 Nkx2.5-Expression im Laufe der embryonalen Entwicklung, gezeigt mittels β-Galaktose-Färbung eines Nkx2.5/Cre;R26R-Embryos.
(A) Sobald der lineare Herzschlauch seine Schleifenbildung beginnt, wird Nkx2.5 im gesamten Myokard exprimiert. (B) Am Tag 9.5 der Entwicklung zeigt sich die β-gal-Aktivität im gesamten Myokard und im ersten Kiemenbogen. (C) Whole-Mount-Staining am Tag 11.5 der Entwicklung (CV: gemeinsamer Ventrikel) (modifiziert nach [256]).

Wie unter I.3.2.1 beschrieben, wird Nkx2.5 in den frühen kardialen Vorläuferzellen sowohl im ersten als auch im zweiten Herzfeld exprimiert, und ist auch noch in den

I. EINLEITUNG

Kardiomyozyten des adulten Herzens nachweisbar [205, 246, 257, 258]. Das räumliche Expressionsmuster entlang der anterior-posterioren Achse des linearen Herzohres definiert die Grenzen der herzbildenden Region [200, 259]. Auch im pharyngealem Endoderm wird eine, wenn auch viel schwächere, Expression von Nkx2.5 beobachtet.

Nkx2.5 hat eine essentielle und schon weit erforschte Rolle in der Kardiogenese: Der Transkriptionsfaktor reguliert multiple Aspekte der kardialen Zellstruktur, Funktion und Entwicklung [260] (s. Bild I-12).

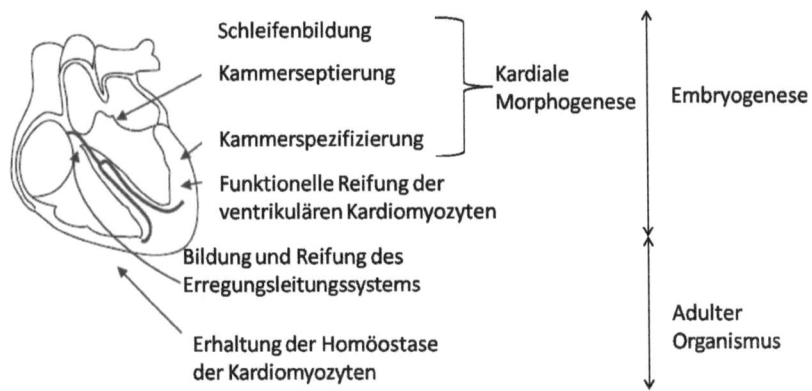

Bild I-12 Funktion von Nkx2.5 während der Embryogenese und im adulten Organismus
Nkx2.5 spielt eine wichtige Rolle bei der transkriptionellen Regulation der kardialen Entwicklung und der Homöostase des postnatalen Herzens. Nkx2.5 ist dabei vor allem in die kardiale Morphogenese und die funktionelle Reifung des arbeitenden Myokard sowie des Erregungsbildungs- und Erregungsleitungssystems involviert (modifiziert nach [261]).

Es wird dabei u.a. eine vorübergehende Erhöhung der Expression in den Zellen des Reizleitungssystems beobachtet [262]. Doch auch die embryonale ventrikuläre Entwicklung ist in höchstem Maße abhängig von der Nkx2.5-Funktion. In Xenopus- und Zebrafisch-Embryos führt eine Überexpression von Nkx2.5 zu einer ventrikulären Herzhyperplasie [252, 263]. Diese wichtige Rolle in der Spezifizierung und Reifung ventrikulärer Kardiomyozyten bei Wirbeltieren konnte auch in verschiedene Arbeiten im murinen Nkx2.5-Knockout-Modell demonstriert werden. Dabei wurde der zellspezifische Verlust von Nkx2.5 durch eine MLC-2v-Cre-mediierte Rekombination [248] des gefloxten Nkx2.5-Allels durchgeführt. Bei den Knockout-Embryonen zeigten sich morphogenetische Herzdefekte am Entwicklungstag 8.5. Es kam zwar zur Ausbildung eines sich kontrahierenden Herzrohrs, jedoch nicht zur kompletten Schleifenbildung, einer kritischen Determinante in der Herzentwicklung [264], und als Folge dessen zu einer Wachstumsretardierung und schließlich zum embryonalen Tod [265]. Obwohl die meisten kardialen Myofilamentgene in den mutierten Herzen exprimiert wurden, wurde das Myosin-light-chain-2v (MLC-2v)-Gen, welches den frühesten bekannten Marker der ventrikulären Differenzierung darstellt, und nur in ventrikulären Kardiomyozyten auftritt, nicht aktiviert [207] (s. Bild I-13).

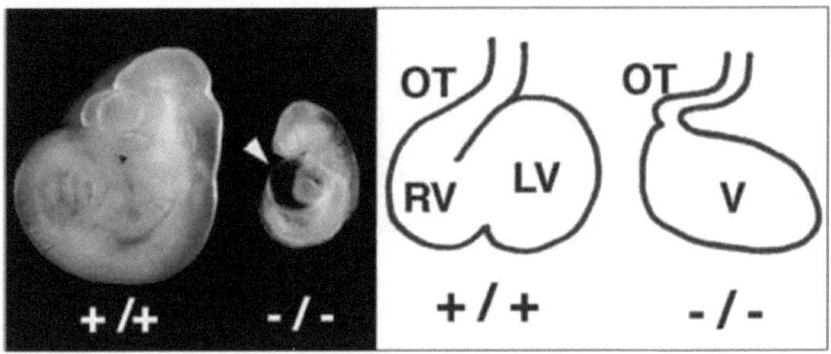

Bild I-13 Morphologische Analysen von Nkx2.5-Knock-Out-Embryonen
Links: Wildtyp- (+/+) und homozygote Mutanten- Embryonen (-/-) am Tag 10.5 der Entwicklung. Der Pfeil zeigt auf das Perikard des mutierten Embryos. Rechts: Schematische Abbildung der Wildtyp- (+/+)- und homozygoten Mutanten-Herzen (-/-)am Tag 9.5 der Entwicklung (RV: rechter Ventrikel, LV: linker Ventrikel, V: einzelner Ventrikel) (modifiziert nach [265]).

Die Wichtigkeit von Nkx2.5 in der ventrikulären Bildung wird weiter durch den Fakt untermauert, dass die Expression des Ventrikel-spezifischen Homeobox-Gens Irx4 eine korrekte Nkx2.5- und dHAND-Expression benötigt [249]. Dementsprechend führt der komplette Verlust von Nkx2.5 während der Embryogenese zu der Bildung von nur einem einzigen Vorhof mit völliger ventrikulärer Mißbildung [249]. Zudem offenbarten Reporter-Gen-Assays, die mehrere Nkx2.5-überexprimierende Zelllinien benutzten, eine Aktivierung des MLC-2v-Promotors [266]. Auch die Expression des Peptidhormons ANF [267], welches in embryonalen ventrikulären Zellen hoch exprimiert wird [268], scheint von Nkx2.5 reguliert zu werden. So ist die ANF-Expression bei Nkx2.5-Missense-Mutationen bei kongenitalen Herzfehlern vermindert [269].
Diverse komplexe Interaktionen zwischen Nkx2.5 und verschiedenen Transkriptionsfaktoren kontrollieren die initiale Differenzierung und Reifung der Kardiomyozyten. So

I. EINLEITUNG

interagieren die Transkriptionsfaktoren Nkx2.5 und GATA4 direkt miteinander über den C-terminalen zinc finger und sind zusammen mit der Mef2-Genfamilie und Tbx5 für die frühe Kardiogenese von größter Wichtigkeit [270]. Es kommt zu einer Aktivierung kardialer Strukturgene wie Aktin, MLC, MHC, ANF, Troponin und Desmin. Nkx2.5 benutzt dabei, genauso wie GATA4, den ANF-Promotor [271].

I.4.2.3 Angeborene Mutationen von Nkx2.5

Schon vor der Beschreibung der chromosomalen Lokalisation des Nkx2.5-Gens, 5q34 [253], gab es Berichte über heterozygote Mutationen distal von Chromosom 5q, die beim Menschen zu diversen angeborenen Herzanomalien, v.a. Vorhofseptumdefekte vom Sekundumtyp und atrioventrikuläre Überleitungsstörungen führten [272-274]. Diese waren teilweise assoziiert mit zusätzlichen Deformitäten wie Ventrikelseptumdefekt, Fallotscher Tetralogie, subvalvulärer Aortenklappenstenose, ventrikulärer Hypertrophie, linksventrikulärer Dysfunktion und Pulmonalatresie. Dies unterstreicht die essentielle Bedeutung von Nkx2.5 in den unterschiedlichen Stadien der Kardiogenese.

I.5 ZIELSETZUNG DER VORLIEGENDEN ARBEIT

Die therapeutischen Möglichkeiten für kardiovaskuläre Erkrankungen sind limitiert. Embryonale oder pluripotente Stammzellen aus erst kürzlich beschriebenen neuen Quellen [54-57, 59-65], welche in der Lage sind, zu funktionellen Kardiomyozyten zu differenzieren, könnten jedoch künftig eine kardiovaskuläre Zelltransplantation ermöglichen mit dem Ziel einer regenerativen Therapie kardialer Leiden [12, 275]. Langfristig wird die Generierung spezifischer Subtypen kardiovaskulärer Zellen für verschiedene klinische Anwendungen notwendig sein. Dabei wäre es von größtem Interesse, die unterschiedlichen Typen von nativen oder induzierten pluripotenten Stammzellen mit Hilfe von frühen kardiovaskulären Transkriptionsfaktoren zu programmieren. So könnte eine hohe Ausbeute an erwünschten kardialen Zellsubtypen erreicht werden, mit dem Ziel einer Herstellung künstlicher Herzgewebe. Es ist daher essentiell, die grundlegenden molekularbiologischen Prozesse während der Herzentwicklung zu entschlüsseln. Ebenso könnte diese Vorgehensweise helfen, die existierenden Hürden der kardiovaskulären Differenzierung von nativen adulten multipotenten Stammzellen zu überwinden.

In einem ersten Versuch einer derartigen ⬛
von pluripotenten Stammzellen konnte unsere Arbeitsgruppe kürzlich zeigen, dass MesP1 der erste bekannte Faktor ist, der hinreichend ist, um die ektope Kardiovaskulogenese in pluripotenten Zellen einzuleiten [220]. Folglich stellte sich die Frage, ob es möglich wäre, mit dem Transkriptionsfaktor Nkx2.5, der eine essentielle Rolle in der Reifung der ventrikulären Kardiomyozyten spielt, spezifische ventrikuläre Zellen zu induzieren [248, 249]. Basierend auf diesem Hintergrund wurden in der hier vorliegenden Arbeit die Effekte der forcierten Expression des Transkriptionsfaktors Nkx2.5 mit denen von MesP1 auf die ES-Zell-Entwicklung verglichen [248, 249]. Mithilfe eines dafür konstruierten Vektors sollte der Faktor Nkx2.5 in stabil transfizierten, murinen ES-Zellen überexprimiert, und anschließend dessen induktive Wirkung auf die Kardiovaskulogenese während der ES-Zell-Differenzierung auf molekularer wie auch auf zellulärer Ebene analysiert werden. So sollte untersucht werden, ob die Überexpression von Nkx2.5 spezifisch die Ausbeute an ventrikulären Zellen erhöhen könnte, während MesP1 eher zu den frühesten noch multipotenten kardiovaskulären Vorläuferzellen führen würde. Schließlich sollte in dieser Arbeit das Potential einer derartigen kardiovaskulären Zellsubtyp-spezifischen Vorwärts-Programmierung von Stammzellen untersucht, sowie die molekulare Hierarchie der kardiovaskulären Spezifizierung bestätigt werden, welche durch MesP1 eingeleitet wird und später untergeordnete Schlüssel-Faktoren wie Nkx2.5 einbezieht.

II. MATERIAL UND METHODEN

II.1 MATERIAL

II.1.1 Chemikalien und Reagenzien

Acrylamid, Bisacrylamid	Serva
Agarose	Roth
Ammoniumpersulfat	Sigma
Ampicillin	Grünenthal
Bradfortlösung	Biorad
Bromphenolblau	Merck
Coomassie Brillant Blue G-250	Serva
Complete Proteininhibitortabletten	Roche
DTT	Sigma
DL-Dithiothreitol	ICN Biomedicals Inc.
EDTA	Roth
Ethidiumbromid	Sigma
Glycin	Roth
Harnstoff	Sigma
Hefeextrakt	Remel
Kanamycin	Gibco
Magermilchpulver	Heirler
NaF	Neolab Migge
NP40 (IGEPAL CA-630)	Sigma
Phalloidin (FITC)	Axxora
Phenol	Roth
PMSF	Roche
Ponceau S	Serva
Propidiumjodid (PI)	Sigma
SDS	Roth
ß-Mercaptoethanol	Merck
TEMED	Sigma
Tris-HCl	Roth

Triton X-100 Sigma
Tween 20 Biorad
Vanadate Sigma

Allgemeine Laborchemikalien und Lösungsmittel in p.a. Qualität

II.1.2 Enzyme und Proteine

Alkalische Phosphatase (CIP)	Biolabs
BSA (Bovines Serumalbumin)	Biolabs
Herculase-DNA-Polymerase	Stratagene
Lysozym	Sigma
Pfu-DNA-Polymerase	Stratagene
Proteinase K	Merck
Protein-Molekulargewichtsstandard Low	Pharmacia
Restriktionsendonukleasen	Biolabs
Reverse Transkriptase, Random Primer	Amersham
RNase-Inhibitor	Stratagene
T4 DNS-Ligase	Biolabs
Taq-DNA-Polymerase	Amersham

II.1.3 Antikörper

Unkonjugierter Erstantikörper Goat-Anti-hNkx2.5-antibody	R&D Systems
Peroxidase-gekoppelter Zweitantikörper HRP-Rabbit-Anti-Goat-antibody	Sigma
R-Phycoerythrin (R-PE)-Conjugated Rat Anti-Mouse CD31 (PECAM-1) Monoclonal antibody	BD Pharmingen
R-PE-Conjugated Rat IgG$_{2a,k}$ Monoclonal Immunoglobulin Isotype Control	BD Pharmingen

CD31 (PECAM-1) ist ein Membranglykoprotein mit einem Molekulargewicht von 130 kDa, das Zell-Zell-Adhäsionen vermittelt und eine Rolle in der Angiogenese spielt.

II. MATERIAL UND METHODEN 39

CD31 wird konstitutiv auf der Oberfläche von adulten und embryonalen Endothelzellen sowie auch schwach auf Leukozyten und Thrombozyten exprimiert [276].

Monoclonal mouse anti-α-Actinin   Sigma
(Sarcomeric) antibody

α-Aktinin ist ein ubiquitär vorkommendes Protein mit einem Molekulargewicht zwischen 94 - 103 kDa, welches in den Sarkomeren die Aktinfilamente auf Höhe der Z-Scheibe verbindet. Neben den sarkomerischen Isoformen α-Aktinin-2 und -3 (beide Skelettmuskel-spezifisch, herzspezifisch ist jedoch nur α-Aktinin-2), wurde eine nicht sarkomerische Isoform für glatte Muskulatur (α-Aktinin-1) und auch eine nicht muskuläre Isoform (α-Aktinin-4) beschrieben [277]. Der hier verwendete sarkomerische Antikörper bindet an skelettales und kardiales Muskel-α-Aktinin.

Connexin 43 Rabbit anti-mouse   Alpha diagnostic International
antibody

Connexine sind Transmembranproteine mit einer Größe von 23 - 62 kDa, die die interzellulären Gap Junctions bilden und so den Austausch wasserlöslicher Stoffe zwischen benachbarten Zellen ermöglichen [278]. Es sind bisher 21 humane Connexine sowie 20 murine Connexine bekannt. Das am häufigsten vorkommende Connexin 43 bildet den Hauptanteil der kardialen Connexine und hat eine essentielle modulierende Rolle in der elektrischen Aktivität [279].

Mouse monoclonal to Myosin light   abcam
chain1 antibody

Das hexamere Myosin im Sarkomer der gestreiften Muskulatur besteht aus 2 schweren (myosin heavy chain MHC, 223 kDa) und 4 leichten Ketten (**Myosin light chain MLC**, 15 - 25 kDa). Während skelettaler und kardialer Muskel unterschiedliche Isoformen von MHC-Genen aufweisen, werden dieselben MLC-Gene in Herz- und Skelettmuskel koexprimiert. Da die Skelettmuskelbildung jedoch erst nach der des Herzmuskels einsetzt, können die Kardiomyozyten anhand des MLC-1 spezifisch nachgewiesen werden [280].

Mouse monoclonal to cardiac Troponin I antibody	abcam

Kardiales Troponin I ist ein kontraktiles Protein mit einem Molekulargewicht von 22,5 kDa, welches eine wichtige Rolle bei der Muskelkontraktion spielt. Als Mitglied des Troponin-Komplex bildet es gemeinsam mit Myosin und Aktin den kontraktilen Teil der Muskulatur [281].

R-PE-Conjugated Goat anti-Mouse Immunglobulin Specific Polyclonal Antibody (Multiple Adsorption)	BD Pharmingen
Purified Mouse IgG$_{1,k}$ Isotype Control	BD Pharmingen
Cy3-conjugated Goat anti-mouse antibody	BD Pharmingen

II.1.4 Zellkultur

II.1.4.1 Zellen

Murine ES-Zellen der Linie GSES vom Mäusestamm Agouti 120/SV	Dr. M. Aguet ISREC, Lausanne

II.1.4.2 Zellkultur-Materialien

Amphotericin B	Invitrogen
Bakterienkulturschalen	Greiner
CaCl$_2$	Merck
Carbachol	Sigma
DMSO	Sigma
Dulbecco`s Modified Eagle Medium mit 4,5 g/l Glucose	Gibco
FCS	Biochrom
Formalin 37 %	Merck
Gelatine, porcine	Sigma
Geneticinsulphat (G418)	Gibco

II. MATERIAL UND METHODEN

Glasdeckscheiben	Marienfeld
Glucose	Serva
HEPES	Roth
Iscove`s Modified Dulbecco`s Medium	Sigma
Isoproterenol	Sigma
Kalium-Aspartat	Sigma
KCl	Roth
Kollagenase B	Roche
Kreatin-Phosphat	Sigma
Kryo-Tube Einfrier-Röhrchen	Nunc
L-Glutamin	Gibco
LIF (ESGRO)	Chemicon International
MEM	Gibco
Mg-ATP	Merck
$MgCl_2$	Merck
$MgSO_4$	Roth
Mowiol	Calbiochem
NaH_2PO_4	Roth
NaOH	Roth
Pankreatin	Invitrogen
PBS (ohne Calcium, Magnesium, Natriumbikarbonat)	Gibco
Penicillin (U/ml)/Streptomycin (µg/ml)	Gibco
ß-Mercaptoethanol	Merck
Trypsin-EDTA	Gibco
Zellkulturschalen (24-, 6-Loch-Platten, 10cm-Kulturschalen)	Greiner
Zellkulturflaschen (T150. T75)	TPP
α-Monothioglycerol	Sigma

II.1.5 Bakterienkultur

II.1.5.1 Bakterien

E.coli-Bakterien TOP 10   Invitrogen

II.1.5.2 Bakterienkultur-Materialien

Bacto-Agar	Difco
Bacto-Trypton	Difco
Hefeextrakt	Difco

II.1.6 Laborgeräte und sonstige Materialien

Brutschrank IG 150	Jouan
DNA Star Software	DNA STAR, Inc.
ECL-Western-Blot-Detektions-System	Amersham
Einfrierbehälter	Nalgene
Elektroporationsgerät	Biorad Gene Pulse II
FACS (Analysegerät)	Beckman Coulter Epics XL
FACS-Analyse Software	EXPO 32 ADC
Filmentwickler	Du Pont DP 250 Daylight Processor
Filmmaterial	Amersham Hyperfilm ECL
Fotokassette Hyperscreen	Amersham
Gelelektrophoresekammer	Biorad
Gel-Extraktions-Kit	Qiagen
Gel-Videokamera	Biorad Gel Doc 2000
Heizblock	HBT 130 HLC
Mikroskop	Zeiss Axiovert 200
Mikroskop-Photokamera	Carl Zeiss Axio Cam HRc
Mikroskop-Videokamera	Sony DCR-TRV19E
Multiclamp 700B Verstärker	Axon Instruments/Molecular Devices
Origin 6.0 Software	Microcal
pClamp9 Software	Axon Instruments/Molecular Devices
Photometer	Tecan

II. MATERIAL UND METHODEN

Plasmidpräparations-Kit	Qiagen
Realtime RT-PCR Cycler	Biorad iCycler u. MyiQ detection system
Realtime RT-PCR Polymerase-Mix	Biorad IQ SYBR Green Super Mix kit
RNA-Extraktions-Kit	Qiagen
Rundschüttler	Certomat K Braun
Sterilbänke	MSC 12 Jouan
	Heraeus HERA Safe
Sterilfilter	Nalgene
Thermocycler	Biometra T personal
TNT SP6 Coupled Reticulocyte Lysate System, in vitro-Transkriptions- und Translations-Kit	Promega
Ultraschallbad	Sonorex RK 1065
UV-Lampen	Osram Mercury Short Arc Photooptic Lamp HBO
Wasserbad	W12 Medingen
Whatman-Papier	Whatman
Zentrifugen	BR 4 Jouan
	Hettich-Zentrifuge Mikro 20

II.1.7 Medien, Puffer und Lösungen

II.1.7.1 ES-Zellkultur und -analyse

Kultivierungsmedium undifferenzierter Zellen	500 ml Dulbecco`s Modified Eagle Medium mit 4,5 g/l Glucose
	10 Vol% FCS
	100 U/ml Penicillin, 0,1µg/ml Streptomycin
	2 mM L-Glutamin
	1 x MEM nichtessentielle Aminosäuren
	1000 U/ml LIF
	0,1 mM ß-Mercaptoethanol
	zur Selektion: 0,4 g/l G418

Kultivierungsmedium differenzierter Zellen	500 ml Iscove`s Modified Dulbecco`s Medium 10 Vol% FCS 100 U/ml Penicillin, 0,1µg/ml Streptomycin 2 mM L-Glutamin 1 x MEM nichtessentielle AS 0,004 Vol% α-Monothioglycerol
Kryomedium (auf Eis)	50 Vol% FCS 40 Vol% Kultivierungsmedium 10 Vol% DMSO
Zellisolationspuffer	116 mM NaCl 5 mM KCl 0,8 mM MgSO4 1 mM NaH2PO4 20 mM HEPES 5,5 mM Glucose Mit NaOH auf pH 7,3
Lösung für Patchclamp-Pipette	10 mM NaCl 130 mM Kalium-Aspartat 0,04 mM CaCl2 2 mM Mg-ATP 6,6 mM Kreatin-Phosphat 10 mM HEPES 200 mit KOH auf pH 7,2
Extrazelluläre (Bad-)Lösung für patch clamp	140 mM NaCl 5,4 mM KCl 1 mM MgCl$_2$ 1,8 mM CaCl$_2$ 5 mM HEPES 5,5 mM Glukose

II. MATERIAL UND METHODEN 45

	mit NaOH auf pH 7,4
Fixierungslösung (intrazelluläres FACS)	133,15 ml H_2O bidest
	14,85 ml 10x PBS
	1 ml Formalin 37 %
Permeabilitätslösung	44 ml H_2O bidest
	5 ml 10x PBS
	1 ml Tween 20 (10 %)
Zellvereinzelungslösung (extrazelluläres FACS)	5 mM EDTA
	PBS
FACS-Puffer	2 g % BSA
	PBS

II.1.7.2 Bakterienkultur und Plasmidpräparation

TAE-Puffer (50x)	2 M Tris-Acetat (pH 8,0)
	950 mM Essigsäure
	50 mM EDTA
TE-Puffer	1 mM EDTA (pH 8,0)
	10 mM TrisHCl (pH 8,0)
	20 se
TELT-Puffer (pH 7,5)	50 mM Tris
	62,5 mM EDTA
	2,5 M LiCl
	0,4 % Triton X-100
YT-Medium mit Kanamycin (pH 7,2)	85 mM KCl
	30 mM K_2HPO_4
	5 mM $MgSO_4$
	1 mM EGTA
	2 mM Na_2ATP
	5 mM Na-Pyruvat
	5 mM Kreatin

	20 mM Taurin
	20 mM Glucose
	50
YT-Platten	YT-Medium mit Kanamycin (pH 7,2)
	Bacto-Agar 15 g/l
Phenol	Gepuffert in TE, pH 8,0
	0,1 % Hydroxychinolin
Phenol/Chloroform	Phenol : Chloroform : Isoamylalkohol
	25:24:1

II.1.7.3 Proteinbiochemische Methoden

Lysepuffer für Proteinextraktion:	25x Complete
	10 mM Vanadate
	500 mM NaF
	20 mM Tris-HCl, pH 8,0
	150 mM NaCl
	2 mM EDTA
	1 % Triton X-100
Ladepuffer 5x für SDS-PAGE:	5 ml H_2O
	10 ml Glycerol 100%
	1,55 g DTT
	5 ml Trispuffer 1 M pH 6,8
	2 g SDS
	0,025 g Bromphenolblau
Trenngelpuffer 4x:	1,5 M TrisHCl
	0,4 % SDS
	In 300 ml H_2O lösen, mit HCl auf pH 8,8 titrieren, Endvolumen 500 ml
Sammelgelpuffer 4x:	0,5 M TrisHCl
	0,4 % SDS

II. MATERIAL UND METHODEN

	In 300 ml H_2O lösen, mit HCl auf pH 6,8 titrieren, Endvolumen 500 ml
SDS-Page-Trenngel 12 % (20 - 60kDa):	9 ml Acryl/Bis 5,6 ml Trenngelpuffer 7,9 ml H_2O 75 µl APS 10 % 15 µl TEMED
SDS-Page-Sammelgel:	910 µl Acryl/Bis 1,75 ml Sammelgelpuffer 4,27 ml H_2O 35 µl APS 10 % 12 µl TEMED
Runnigbuffer10x (Elphopuffer):	288 g Glycin 60 g Tris base 20 g SDS Auf 2 l mit H_2O auffüllen
Towbin Transferpuffer 10x (Blotpuffer):	3,5 l H_2O 1 l Methanol 0,5 l 10xRunningbuffer
Block-Puffer für Immunmarkierung:	PBS, pH 7,2 10 % Magermilchpulver

Die Medien, hitzestabilen Lösungen, Glasbehälter und Kunststoffmaterialien wurden für 20 min bei 134°C und 2 bar autoklaviert. Die hitzelabilen Lösungen wurden steril filtriert (Porengröße 0,2 µm

II.1.8 Plasmide

II.1.8.1 Klonierungsvektor pCR-XL-TOPO

Vektor pCR-XL-TOPO   Invitrogen

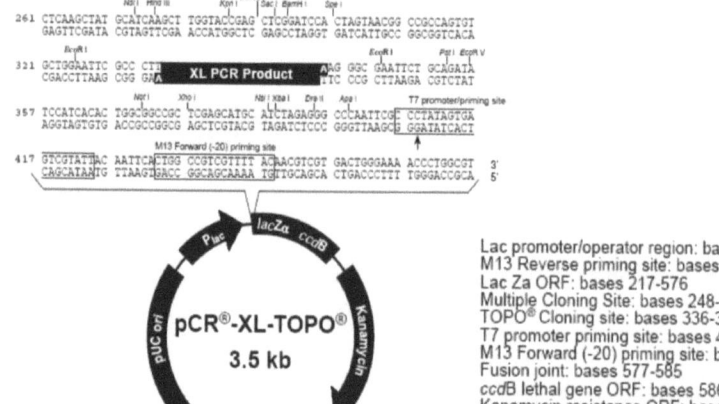

Bild II-1 Klonierungsvektor pCR-XL-TOPO
für das zu klonierende PCR-Produkt (hier: Nkx2.5-cDNA)
(modifiziert nach Invitrogen)

Der pCR-XL-TOPO-Vektor enthält den konstitutiv aktiven Lac-Promotor, an den die
-Fragment (XL PCR Product) nachgeschaltet ist, anschließend das lacZα-Gen zur Kennzeichnung der transformierten Bakterien und schließlich das letale ccdB-Gen, das alle Bakterien abtötet, die mit einem Vektor ohne Insert transformiert wurden. Außerdem sind in dem Vektor ein Kanamycin-Resistenzgen für die Bakterienselektion und pUC für die Vektoramplifikation integriert. Bei der Klonierung wird die Topoisomerase I aus dem Vaccinia-Virus kovalent an das 3´ lokalisierte Thymidin der Insertionsstelle gebundenen. So werden auch längere, jedoch nur adenylierte Inserts (Adenosin am 5´ Ende) in den Klonierungsvektor integriert und ligiert. Taq-Polymerasen generieren einen A-Überhang am Ende von Fragmenten [282].

II.1.8.2 Expressionsvektor pIRES2-EGFP

Vektor pIRES2-EGFP   Clontech

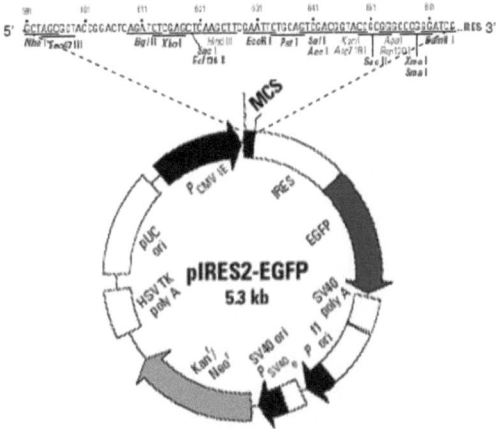

Bild II-2 Expressionsvektor pIRES2-EGFP mit multiple cloning site (Sequenzausschnitt)
(modifiziert nach Clontech)

Der Expressionsvektor pIRES2-EGFP enthält den konstitutiv aktiven Promotor des Cytomegalievirus (PCMV IE). Dieser ist konstitutiv aktiv und sorgt damit für eine sofortige und andauernde Expression der unter seiner Kontrolle stehenden Gene. Die „Internal ribosome entry site" (IRES) befindet sich zwischen der MCS und der kodierenden Region des "enhanced green fluorescent protein" (EGFP) [283]. So werden sowohl das in die MCS klonierte hNkx2.5-Gen als auch das EGFP-Gen von einer einzigen bicistronischen mRNA exprimiert. Das Fluoreszenzprotein EGFP, welches die ins rote verschobene und für Säugetierzellen optimierte Variante des Wildtyp-GFP darstellt, befindet sich nach der Translation im Zytoplasma der Zelle und emittiert bei Exzitation mit Licht der Wellenlänge 488 nm grünes Licht (Maximum bei ca. 530 nm) [284]. So lassen sich lebende transfizierte Zellen unter dem Lichtmikroskop und im FACS detektieren. Schließlich gewährleistet das SV40-Polyadenylierungssignal, das dem EGFP nachgeschaltet ist, die korrekte Prozessierung des 3´-Endes der bicistronischen mRNA. Der Vektor wurde in E.coli unter Antibiotika-Selektion durch das integrierte Kanamycin-

Resistenzgen unter der Kontrolle eines Bakterienpromotors und den „pUC origin of replication" vermehrt. Durch die Neomycin-Resistenz aus Tn5 unter dem Promotor des Affenvirus 40 (simian virus; SV40) und dem Polyadenylierungssignal aus der Herpes-Simplex-Virus Thymidin-Kinase (HSV TK) konnten stabil transfizierte Klone unter G418-Selektionsdruck gewonnen werden [285].

II.1.8.3 Kontrollvektor pEGFP-N1

Vektor pEGFP-N1   Clontech

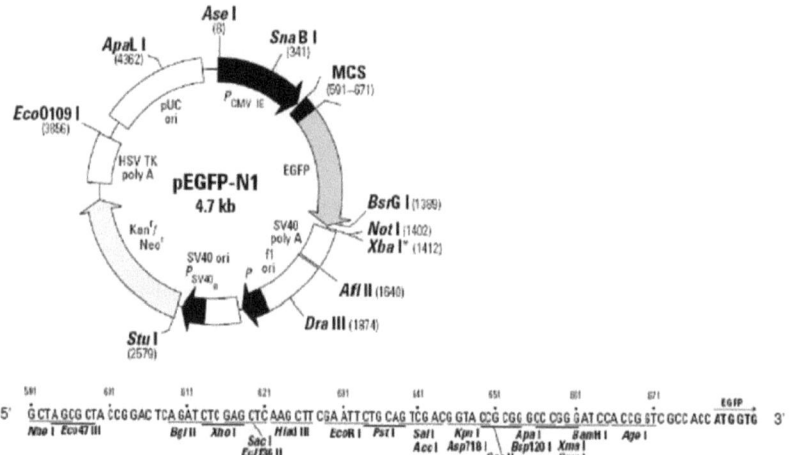

Bild II-3 Kontrollvektor pEGFP-N1 mit multiple cloning site (Sequenzausschnitt) (modifiziert nach Clontech)

Der CMV Promotor im pEGFP-N1-Vektor ermöglicht die Expression des EGFP-Gens. Durch die Neomycin-Resistenz-Kassette kommt es zur stabilen Transfektion von Säugetierzellen. So kann der Vektor in ES-Zellen als Negativkontrolle für den Nkx2.5-kodierenden Expressionsvektor phNkx2.5-IRES2-EGFP dienen [284, 286].

II. MATERIAL UND METHODEN

II.1.9 Oligonukleotide

Die gereinigten Oligonukleotide wurden von der Firma MWG-Biotech bezogen.

Legende:
- up = sense
- lo = anti-sense
- + = nested Primer
- ▉ = Position der ersten bzw. letzten Primerbase im ORF des jeweiligen Gens

Folgende Oligonukleotide wurden als PCR-Primer zu Klonierung der hNkx2.5-cDNA eingesetzt:

Nkx mRNA up1	5´ATGTTCCCCAGCCCTGCTC3´
Nkx mRNA lo975	5´CTACCAGGCTCGGATACC3´

Folgende Oligonukleotide wurden als Primer für die PCR zur Sequenzierung des klonierten phNkx2.5-IRES2-EGFP Plasmids eingesetzt:

CMV up169	5´CCATTGACGTCAATGGGTGG3´
IRES lo770	5´CAAAAGACGGCAATATGGTGG3´

Folgende Oligonukleotide wurden als Primer für die Real-Time-PCR zur Quantifizierung der Expression von Markergenen eingesetzt:

Bezeichnung Oligo	Bezeichnung Markergen	Basensequenz
mANF up70	Atriales Natriuretisches	5´GCAAATCCTGTGTACAGTGC3´
mANF lo241	Polypeptid	5´CAGGTGGTCTAGCAGGTTCT3´
mMef2c up1326	Mef 2c-	5´CCCCTTCGAGATACCCACAA3´
mMef2c lo1476	Transkriptionsfaktor	5´GAAGGTCTGGTGAGTCCAATGG3´
mH4 up64	Histon H4-	5´GTTCTCCGCGATAACATCC3´
mH4 lo189	Ladekontrolle	5´CAGGAACACCTTCAGCACAC3´
mOct4 up409	Oct4-	5´GGCGTTCGCTTTGGAAAGGTGTTC3´
mOct4 lo721	Transkriptionsfaktor	5´CTCGAACCACATCCTTCTCT3´
mNanog up 5	Nanog-	5´CTGCAGTTTTTCATCCCGAG3´
mNanog lo 271	Transkriptionsfaktor	5´GAAACCTGTCCTTGAGTGCAC3´
mRex-1 up165	Rex-1-	5´CTATGACCCGTACAACCCAG3´
mRex-1 lo419	Transkriptionsfaktor	5´GCCAATGAGAAGGTGTCATC3´

II.1.10 Längenstandards

1 kb-Leiter   Biolabs
100 bp-Leiter   Biolabs
Δ-HindIII-Längenmarker   Biolabs

II.2 METHODEN

II.2.1 Mikrobiologische Methoden

II.2.1.1 Bakterienkultivierung

Die E.coli-Stämme wurden über Nacht bei 37°C unter Kanamycinzugabe (50 μl) im Schüttler (225 Upm) herangezüchtet. Für die analytische Plasmidpräparation (s. II.2.2.1.2) wurden 3 - 4 ml YT-Kana-Medium mit einer Einzelkolonie, für die Präparation großer Mengen Plasmid-DNA (s.II.2.2.1.2) wurden 250 ml YT-Kana-Medium mit 1 ml einer Bakterien-Übernacht-Kultur angeimpft.

II.2.1.2 Transformation der Bakterien nach der Hitzeschockmethode

Unter Transformation versteht man das Einschleusen von Fremd-DNA in ein Empfängerbakterium. Zur DNA-Transformation in E.coli wurden pro DNA-Ligationsansatz 50 μl TOP10-Zellen auf Eis aufgetaut und anschließend mit der zu transformierenden DNA gemischt (s. II.2.2.4). Nach 30 min Inkubation auf Eis folgten 30 s Hitzeschock bei 42°C. Daraufhin wurden die Zellen zur Entwicklung der Antibio- -Medium für 1 h bei 37°C im Schüttler (225 Upm) inkubiert. Zuletzt wurden 90 % bzw. 10 % des Ansatzes auf YT-Kana-Platten mit Hilfe eines Drygalski-Spatels ausplattiert und über Nacht bei 37°C inkubiert. Zur Selektionszwecken wurde mit den verwendeten Vektoren stets ein Kanamycin-Resistenzgen in die Bakterien transformiert (s.II.1.8.1und II.1.8.2).

II.2.2 DNA-Methoden

II.2.2.1 DNA-Präparation und -Aufreinigung

II.2.2.1.1 Präparation genomischer DNA

Für die Herstellung der genomischen DNA wurde nach einem Passagiervorgang von GSES-▓▓ ▓▓ μ-Zellsuspension entnommen. Nach Zentrifugation (Jouan-Zentrifuge, 2.500 Upm, 3 min, Raumtemperatur) wurden die Zellen in 10 ▓▓ resuspendiert. Nach einer Inkubation (37°C, 1h; 95°C, 15 min) zur DNA-Freisetzung und dem Abzentrifugieren der gefällten Proteine (13.000 Upm, 5 min, Raumtemperatur) wurde die DNA aus dem Überstand für weitere PCR-Versuche verwendet.

II.2.2.1.2 Präparation von Plasmid-DNA

Die Herstellung der Plasmid-DNA erfolgte entweder zur Gewinnung größerer hochreiner Mengen mit dem Qiagen MaxiKit laut Herstellerangaben, oder zu analytischen Zwecken als Mini- bzw. TELT-Präparation nach der Lyse-Methode. Für die Maxipräparation wurde eine 100 bis 200 ml Übernachtkultur von transformierten E.coli-Bakterien mit den Kit-Komponenten zunächst einer alkalischen Lyse unterzogen. Anschließend wurde die Plasmid-DNA über eine Anionenaustauschersäule gereinigt und am Ende mittels Isopropanolfällung aufkonzentriert. Für die Minipräparation wurde die chromosomale DNA denaturiert und im Komplex mit Proteinen und Zelltrümmern präzipitiert, wobei sie von der in Lösung verbleibenden Plasmid-DNA getrennt werden konnte. Dafür wurde das Bakteriensediment aus einer 3 - 4 ml Übernachtkultur (Jouan-Zentrifuge, 5.000 U▓▓ ▓▓-Puffer und 15 ▓▓ ▓▓ Anschließend erfolgte zur Bakterienlyse eine Inkubation über 5 min bei Raumtemperatur. Durch Kochen bei 95°C für 2 min gelang die Denaturierung des Lysozyms und der Bakteriellen Proteine. Chromosomale DNA und Proteine wurden durch Inkubation auf Eis über 5 min gefällt und abzentrifugiert (14.000 Upm, 20 min, 4°C). Die im Überstand enthaltenen Plasmide wurden durch die Zugabe von 1 Volumen Isopropanol präzipitiert (5 min, Raumtemperatur) und abzentrifugiert (14.000 Upm, 10 min, Raumtemperatur). Die Plasmid-DNA wurde nach Waschen mit 70 %-igem Ethanol luftgetrocknet (10 min), in 25 - 30 ▓▓ se resuspendiert und über 5 min bei 65°C inkubiert. Für analytische

Restriktionsverdaus wurden 1 - 2 der auf diese Weise gewonnenen Plasmid-DNA verwendet.

II.2.2.1.3 Phenolextraktion

Proteinverunreinigungen in den DNA-Lösungen wurden durch Phenolextraktion entfernt. Die DNA wurde hierfür mit dem gleichen Volumen Phenol bzw. Phenol/Chloroform versetzt, durch kräftiges Schütteln (Vortex) gemischt und zur Phasentrennung zentrifugiert (13.000 Upm, 3 min, 4°C). Die DNA-enthaltende wässrige Phase wurde abgenommen. Es folgt eine zweite Extraktion mit Chloroform, um noch vorhandene Reste von Phenol aus der wässrigen Phase zu entfernen. Die Nukleinsäuren wurden anschließend mit Ethanol aus der wässrigen Phase gefällt.

II.2.2.1.4 Ethanolfällung

Die Fällung von Nukleinsäuren mit Alkoholen ist eine gebräuchliche Methode, um selbst kleinste Mengen von DNA oder RNA aus wässrigen Lösungen zu konzentrieren und zu entsalzen. Hierfür wurde TE (pH 8,0) bis zu einem ■ zugefügt, anschließend wurden 3 Volumen Ethanol (96 %, vorgekühlt auf -20°C) und 0,1 Volumen Natriumacetat (3 M, pH 5,2) dazu gemischt. Nach kräftigem Schütteln (Vortex) erfolgte die Präzipitation bei -20°C für 30 min. Anschließend wurde 20 min bei 4°C (14.000 Upm) zentrifugiert und das Nukleinsäurepellet mit 70 %-igem Ethanol gewaschen. Die erhaltenen Pellets wurden 10 min an der Luft getrocknet und in TE aufgenommen.

II.2.2.1.5 Isopropanolfällung

Um das Gesamtvolumen der Nukleinsäure möglichst klein zu halten, konnte anstelle von Ethanol auch Isopropanol verwendet werden. Anstelle von zusätzlichen Salzen wurde zur DNA-Lösung 1 Volumen Isopropanol hinzugegeben. Die Ausbildung des Präzipitats, welches bei 4°C für 60 min abzentrifugiert wurde, erfolgte ohne Inkubation. Waschen und Lösen des Sediments erfolgte wie für die Ethanolfällung beschrieben.

II. MATERIAL UND METHODEN

II.2.2.2 Isolierung und Analyse von DNA-Fragmenten

II.2.2.2.1 Restriktionsendonukleaseverdau von DNA

Analytische Verdaus wurden mit 500 ng Plasmid-DNA und 2,5 U des entsprechenden Restriktionsenzyms in den vom Hersteller mitgelieferten Puffern in einem Gesamtvolumen von 10 - 30 µl erzielt (37°C, 1 - 2 h). Die Größenanalyse der entstandenen Fragmente erfolgte mittels Agarose-Gelelektrophorese (s. II.2.2.2.2). und 5-10 U des entsprechenden Restiriktionsenzyms in den entsprechenden Puffern in einem Gesamtvolumen von - 6 Stunden. Erhaltene Fragmente wurden nach Auftrennung im Agarosegel (s. II.2.2.2.3) isoliert.

II.2.2.2.2 Analytische Gelelektrophorese

Um eine Größenfraktionierung von DNA-Fragmenten nach einem Restriktionsverdau oder einer PCR durchzuführen, wurde die analytische Gelelektrophorese angewendet. Die DNA wurde hierfür in Agarosegelen in Konzentrationen von 0,8 – 2 % je nach zu erwartenden Fragmentgrößen aufgetrennt. Für die Gel-Herstellung wurde Agarose in TAE-Puffer unter Kochen in einer Mikrowelle verflüssigt, nach Zugabe von Ethidiumbromid (0,5 mg/ml Endkonzentration) in die handwarme Lösung wurde diese in eine horizontale Gelkammer gegossen. Nach dem Erstarren bei Raumtemperatur wurde das Gel mit TAE-Elektrophoresepuffer überschichtet, die Proben mit 1/10 Volumen DNA-Auftragspuffer versetzt und in die Geltaschen gegeben. Die Auftrennung der Fragmente erfolgte bei 60 - 120 Volt. Als Längenstandards kamen je nach Fragmentgröße die 100 bp-Leiter, die 1 kbp-Leiter und der Δ-HindIII-Marker zum Einsatz. Nach Abschluss der Elektrophorese wurden die Gele auf einem Transilluminator (260 und 355 nm) durch Interkalation des zugesetzten Ethidiumbromids mit der DNA betrachtet und mit einer Videokamera fotografiert.

II.2.2.2.3 Präparative Gelelektrophorese

Die präparative Gelelektrophorese erfolgte, um bestimmte DNA-Fragmente zu isolieren und von unerwünschter DNA zu befreien. Die DNA-Isolierung erfolgte nach Elektrophorese und dem möglichst schnellen Ausschneiden der gewünschten Bande aus 1 %-igen Agarosegelen bei UV-Licht mit dem Qiagen Gelextraktionskit nach Herstellerangaben.

II.2.2.2.4 Sequenzierung der Plasmide

Die hergestellten Plasmide wurden nach der analytischen Gelelektrophorese zur Bestätigung der korrekten Ligation der DNA-Fragmente und zum Ausschluss von Mutationen durch die Firma MWG-Biotech sequenziert. Dazu wurde neben dem Plasmid jeweils geeignete Sequenzierungsprimer (s. II.1.9) eingesandt.

II.2.2.3 Subklonierung isolierter DNA-Fragmente

Um zu verhindern, dass bei der Ligation eine Religation erfolgte, wurden mit dem ▰ ´-Phosphatgruppen entfernt. Hierzu wurden dem hydrolisierten Vektor 1 Volumen 1x CIP Puffer und 3 U CIP zugegeben, die Inkubation erfolgte für 2 h bei 37°C. Schließlich wurde nach präparativer Gelelektrophorese (s. II.2.2.2.3) die gewünschte Vektorbande aus der Agarose isoliert und für die Ligation verwendet.

II.2.2.4 Ligation

Für die Ligation wurde die zu klonierende Insert-Fragment-DNA mit einem 2 - 4-fach molaren Überschuss zur Vektor-DNA (50 - 100 ng) gegeben. Die Inkubation erfolgte ▰ -DNA-Ligase bei Raumtemperatur über 1 h. Die Hälfte des Ligationsansatzes wurde zur Transformation von E.coli-Bakterien eingesetzt (s. II.2.1.2).

II.2.2.5 Polymerase-Ketten-Reaktion

II.2.2.5.1 PCR zur Gewinnung der kodierenden Sequenz für das hNkx2.5-Gen

Die kodierende Sequenz für das hNkx2.5-Gen wurde aus humaner genomischer DNA mittels PCR gewonnen.
1 ▰ setzt, Taq-Polymerase (0,625 U) diente dabei als Enzym. Folgende Faustregel erlaubte die Bestimmung der Schmelztemperatur (T_m) der Primerpaare:

$$T_m = 2°C \times \sum (A+T) + 4°C \times \sum (G+C)$$

In der Praxis wurde eine Annealingtemperatur verwendet, die 3 - 4°C unter der errechneten Temperatur lag. Für die Enzymreaktion wurden 72°C gewählt. Die Reakti-

II. MATERIAL UND METHODEN

onszeit betrug ca. 1 min pro 1000 bp, für Annealing und Denaturierung jeweils 1 min. Vor Beginn der PCR wurde, um eine vollständige Doppelstrangtrennung zu erreichen, eine 2-minütige Denaturierung (94°C) durchgeführt. Nach Abschluss der Zyklen gab es eine 7-minütige 72°C-Phase, um eine Komplettierung aller Doppelstränge sicherzustellen. Zum Schutz vor Verdunstung wurden die Ansätze mit Mineralöl überschichtet. Nach Abschluss von 35 Zyklen wurden die PCR-Produkte mit 1 µ DNA-Auftragspuffer versetzt und mittels Agarose-Gelelektrophorese analysiert.

II.2.2.5.2 Real-Time-PCR zur Quantifizierung der Expression von Markergenen

Die aus isolierter Gesamt-mRNA (s. II.2.3.1) revers transkribierte cDNA (s. II.2.3.2) wurde für die Quantifizierung der Expression von Markergenen mittels Real-Time-PCR genutzt. Basierend auf den cDNA-Sequenzen der untersuchten Markergene wurden geeignete Primerpaare mit der DNA Star Software entworfen (s. II.1.9), die Spezifität jedes Primer-Paares wurde durch Agarose Gel Elektrophorese bestätigt. Mit Hilfe der PCR lassen sich bestimmte Bereiche einer beliebigen Desoxyribonukleinsäure (DNA) als Template gezielt vervielfältigen. Die Real-Time PCR erlaubt die Quantifizierung der DNA mit Hilfe von Fluoreszenzmessungen, die während eines PCR-Zyklus erfasst werden. Im Gegensatz zur konventionellen PCR erfolgt die Messung der Anzahl der entstandenen Kopien direkt nach jedem Zyklus. Die Messung kann wie hier mit Hilfe fluoreszierender Farbstoffe wie SYBR-Green erfolgen. Diese lagern sich an doppelsträngige DNA an und ändern dabei ihr Emissionsmaximum. Die Zunahme der DNA korreliert daher mit der Zunahme der Fluoreszenz von Zyklus zu Zyklus. Es wird eine Mindestmenge an DNA-Molekülen benötigt, bevor ein Signal detektiert wird. Es kommt erst zu einer exponentiellen Phase des Signals, dann zu einer Übergangsphase und schließlich zu einem Fluoreszenzmaximum. Als Signalgrenzwert (threshold) gilt der Fluoreszenz-Wert, der der 10-fachen Standardabweichung des Hintergrundsignals entspricht. Der Moment des Überschreitens des Signalgrenzwertes wird als Durchbruchszyklus CT (cycle threshold) definiert. Am Ende eines Laufs wird mit Hilfe der erhaltenen Fluoreszenzsignale die Quantifizierung in der exponentiellen Phase der PCR vorgenommen. Nach abgelaufener PCR wird eine Schmelzkurvenanalyse durchgeführt, anhand derer die Fragmentlängen und dadurch die Spezifität bestimmt werden kann.

Die Real-Time PCR wurde an einem iCycler mit dem MyiQ detection system und dem IQ Syber Green Super Mix kit durchgeführt. Die Annealing Temperatur betrug für alle Primer-Paare 57°C. Alle Proben wurden in Tripletts analysiert und gepoolte Gesamt-RNA von differenzierten ES-Zellen dienten als Kontrolle und für die Erstellung einer Standardkurve für die Marker. Als Negativkontrolle wurde Gesamt-RNA von jeder Probe ohne Reverse Transkriptase laufen gelassen: Es wurde kein Signal nach 40 PCR-Zyklen detektiert, was zeigte, dass alle Proben frei von DNA-Kontamination waren. Zudem wurde kein Signal gemessen, wenn nur Reverse Transkriptase analysiert wurde, was dafür sprach, dass keine Kontamination durch exogene RNA oder DNA vorlag. Die Standardkurve für alle Gene zeigte einen Anstieg von einem „threshold cycle" (C_t -Wert) für jede Halbierung der Probenkonzentration. Die Analyse der relativen Genexpressionlevels erfolgt mit der ΔCT-Methode. Änderungen der relativen mRNA-Expression wurden mittels murinem Histon H4 (Fragment: bp 139-254, annealing temperature 57°C) als Referenzgen ausgerechnet, wobei der Wert in Kontroll-ES-Zellen als 100 % definiert wurde.

II.2.3 RNA-Methoden

II.2.3.1 Isolierung von Gesamt-RNA aus GSES-Zellen

Mit Hilfe des RNAeasy-Mini-Kits wurde aus etwa 40 µl Zellmaterial nach Abzentrifugieren (2.500 Upm, 3 min, RT) die Gesamt-RNA isoliert. Dies erfolgte entsprechend des Protokolls für tierische Zellen nach den Angaben des Herstellers. Die gewonnene Gesamt-RNA wurde in 30 µl RNase-freiem Wasser gelöst. Die Aufbewahrung der RNA erfolgte bei -80°C.

II.2.3.2 Reverse Transkription

Für die reverse Transkription zur Herstellung der Gesamt-cDNA wurden je 2 µl isolierten Gesamt-RNA (s. II.2.3.1) eingesetzt. Die Reaktion mit 30 U AMV-reverser Transkriptase , entsprechend der Anleitung, es wurden allerdings zusätzlich 24 U RNase-Inhibitor eingesetzt. Anschließend wurde das H_2O bidest verdoppelt, die Lösung auf Trockeneis eingefroren und bei -80°C aufbewahrt. Für die Real-Time PCR konnte diese cDNA-Matrize direkt eingesetzt werden.

II. MATERIAL UND METHODEN

II.2.4 Proteinbiochemische Methoden

II.2.4.1 Gesamt-Proteinextraktion und Proteinbestimmung

Die ES-Zellen aus einer T150 Flasche wurden mit PBS gewaschen und abzentrifugiert (5 min 1.400 Upm). Das Pellet wurde dann in 10 – 15 µl (s. II.1.7.3) 1 h im Thermomixer auf Eis lysiert und dann 20 min bei „fullspeed" abzentrifugiert. Danach konnte der Überstand der Proben (=Lysat) direkt für die SDS-PAGE eingesetzt werden. Für die Proteinbestimmung wurde 1 µl n-trolle diente Lysepuffer) in einem Gesamtvolumen von 800 µl t-te verdünnt, es wurden 200 µl Bradfortlösung dazugegeben. Nach 5 min Inkubationszeit kam es zu einem Farbumschlag nach blau, falls Protein in der Probe vorhanden war. Die Probe wurde zügig im Photometer gemessen, die Proteinkonzentration konnte schließlich mithilfe eines Excelprogramms errechnet werden.

II.2.4.2 SDS-Polyacrylamid-Gelelektrophorese

Die Auftrennung von Proteinen nach ihrem Molekulargewicht wurde mit vertikaler Plattenelektrophorese nach Laemmli in 10 %-igen diskontinuierlichen SDS-Polyacrylamidgelen in einer Mini-Gelapparatur durchgeführt. Dabei überschichtet ein großporiges Sammelgel ein kleinporiges Trenngel. Zur Herstellung des Gels wurde zunächst das Trenngel zwischen zwei mit Ethanol gereinigten Glasscheiben, die in einer Gelgießapparatur eingespannt waren, gegossen. Zur Ausbildung einer glatten Oberfläche wurde das Trenngel 30 min lang mit 70 %-igem Ethanol überschichtet, dieser wurde nach vollständiger Polymerisation des Trenngels abgegossen und das Trenngel mit dem Sammelgel überschichtet. Geeignete Taschen zur Probenaufnahme wurden durch Einsetzen eines Kammes geschaffen. Nach dem Erstarren lassen des SDS-PAGE-Gels über Nacht im Kühlschrank wurden die Taschen gründlich mit H_2O bidest gespült, das Gel wurde in die vertikale Elektrophoresekammer eingespannt, diese wurde dann mit Elektrophoresepuffer gefüllt. Die Lysate wurden mit Lade- und Lysepuffer auf Eis zusammen pipettiert. Die Proteine in den Proben wurden dann vor dem Auftragen mit der Mikroliterpipette auf das 10 %-ige Polyacrylamidgel für 5 min bei 96°C denaturiert und kurz zentrifugiert. Zur Größenbestimmung wurde ein Proteinmolekulargewichtsstandard verwendet. Die Gelelektrophorese erfolgte in 1x Runningbuffer bei einer konstanten Spannung von 120 V für 1 h.

II.2.4.3 Western Blot

Nach Auftrennung mit SDS-PAGE wurden die Proteine in einem Nassblotverfahren unter Anlegung eines elektrischen Spannungsfeldes auf eine Nitrocellulosemembran übertragen und für die nachfolgende Immundetektion immobilisiert [287]. Die PVDF-Membran und die Filter wurden entsprechend der Gelgröße zurechtgeschnitten und in Transferpuffer eingeweicht. Das Gel, auf dem die mit Blotpuffer getränkte Nitrocellulosemembran luftblasenfrei aufgebracht wurde, wurde zwischen je drei feuchte Whatmanfilter und einen Schwamm gelegt. Mit Hilfe eines zusammenklappbaren Gitters wurde der Aufbau so in die Blotapparatur gestellt, dass die Nitrocellulosemembranen auf der Seite der Anode lag, da der Transfer der Proteine in Richtung Anode stattfindet. Bei einer konstanten Stromstärke von 500 mA wurde in Transferpuffer bei 4°C ca. 1 h transferiert (pro 1 kDa 1 min). Im Anschluss daran wurde zur Kontrolle des erfolgreichen Proteintransfers die PVDF-Membran reversibel mit Ponceau S gefärbt (und später wieder entfärbt mit 5 % Milch-BSA sowie 0,05 %-igem Tween) und die Markerbanden gekennzeichnet. Die Membran wurde dann direkt für die folgende Immunmarkierung eingesetzt.

II.2.4.4 Immunmarkierung von Proteinen auf Western-Blot-Membranen

Vor der Immunreaktion wurden unspezifische Proteinbindungsstellen auf der Membran für 30 - 60 min in Block-Puffer unter leichtem Schwenken abgesättigt. Die Membran wurde anschließend mit dem primären Nkx2.5-Antikörper in 5 % Milch-BSA (1:1.000) 2 h bei Raumtemperatur oder über Nacht bei 4°C inkubiert. Nach dreimaligem 7-minütigem Waschen der Membran in 0,1 %-igem PBS-Tween wurde sie mit dem Peroxidase-gekoppelten sekundären Antikörper (1:10.000) inkubiert. Nach erneutem Waschen und einem Waschschritt mit reinem PBS wurden die gebundenen Antikörper mit dem ECL-Western-Blot-Detektions-System in der Radioaktivitätskasette nachgewiesen. Zur Verstärkung der Signale konnten die auf der Membran immobilisierten Proteine renaturiert werden (15 min 6 M Harnstoff in PBS; 15 min 3 M Harnstoff in PBS; 15 min in PBS). Eine Wiederverwendung von bereits gebrauchten Western Blots erlaubte die Behandlung mit 0,1 M Glycin pH 2,5 für 10 min mit anschließendem 20-minütigem Waschen mit 0,05 %-igem Tween 20 in PBS.

II. MATERIAL UND METHODEN

II.2.5 Zellkulturmethoden

Die Medien und Lösungen für die Zellkultur waren autoklaviert oder steril filtriert und wurden vor Gebrauch i. d. R. auf 37°C vorgewärmt.

II.2.5.1 Kultivierung der Zellen

GSES (murine embryonale Stammzellen) wurden in undifferenziertem Zustand in oben beschriebenem Kultivierungsmedium feederzell-frei mit LIF hochgezogen, wodurch eine spontane Differenzierung der Zellen verhindert wurde [96, 97]. Die Inkubation der Zellen erfolgte im Brutschrank bei 37°C in einer befeuchteten Atmosphäre mit 5 % CO2. Es wurden 10 cm-Schalen (10 ml Medium) oder T75-Flaschen (15 ml) verwendet, welche zuvor mit 0,1 %-iger denaturiertes Kollagen enthaltender porciner Gelatine beschichtet wurden, um die Zelladhärenz zu verbessern (mind. 15 min, 37°C). Das Kulturmedium der ES Zellen wurde täglich erneuert. Die Zellen wurden bei einer Konfluenz von ca. 70 - 80 % durch Trypsinierung passagiert. Hierzu wurden die Zellen zunächst zweimal mit PBS ohne Calcium (jeweils 8 ml) gewaschen und anschließend mit 1 ml 1xTrypsin-EDTA im Brutschrank für 5 min inkubiert, so dass sie dadurch leicht ablösbar waren. Daraufhin wurde die Trypsinierung durch Zugabe von 2 ml des FCS-haltigen Kultivierungsmediums inaktiviert, die Zellen wurden von der Zellkulturschale abgespült, in einem Falconröhrchen gesammelt und bei 1.200 Upm für 5 min bei Raumtemperatur abzentrifugiert. Anschließend wurde das Pellet in Medium resuspendiert und in einer Verdünnung von 1:5 -1:20 erneut ausgesät.

II.2.5.2 Konservierung der Zellen

Zum Einfrieren wurden die Zellen wie unter II.2.5.1 beschrieben mit Trypsin von den Zellkulturplatten abgelöst und abzentrifugiert. Die Resuspension erfolgte unter tropfenweiser Zugabe des auf Eis vorgekühlten Kryomediums mit einem Titer von 1-5x10^6 Zellen/ml. Die Zellen wurden danach kontrolliert um 1°C/min in einem Kryobehälter herunter gekühlt, bei -80°C weggefroren und nach zwei Tagen in flüssigen Stickstoff überführt. Um die Zellen wieder aufzutauen, wurden die Kryo-Tubes für ca. 1 min in einem 37°C warmen Wasserbad angetaut. Anschließend wurde die noch gefrorene Zellsuspension rasch in ein 15 ml-Röhrchen überführt, mit 10 ml Kultivierungsmedium verdünnt und sofort abzentrifugiert, so dass das DMSO-enthaltende

Kryomedium zügig abgesaugt werden konnte. Die Zellen wurden auf ca. zwei Kulturschalen pro Kryo-Tube ausplattiert.

II.2.5.3 Transfektion mittels Elektroporation

Vor der Transfektion wurden die Zellen, wie unter II.2.5.1 beschrieben, trypsiniert und abzentrifugiert. Die Zellen wurden in PBS bei einem Titer von $5 \times 10^6/800$ µl e-nommen und zusammen mit 5 µg nicht-linearisierten, Phenol-Chloroform-gereinigten Plasmid-DNA in eine 0,4 cm Elektroden-Küvette pipettiert. Nach mehrmaligem Schwenken der Küvette erfolgte die Elektro▇/ o-bei die Zeitkonstante zwischen 6,5 und 7,5 s lag (Bio-Rad Gene Pulse II). Nach fünfminütiger Inkubation bei Raumtemperatur wurden 90 % bzw. 10 % der Zellsuspension auf gelatinierte Zellkulturschalen mit 10 ml Medium ausgesät.

II.2.5.4 Selektion mit Geneticinsulphat und Separation von Einzelklonen

Die Selektion stabiler Klone begann ca. 24 h nach Elektroporation unter Zugabe von 0,4 mg Geneticinsulfat (G418) pro ml Medium. Die Selektion war durch das im transfizierten Vektor integrierte G418-Resistenzgen möglich (s. II.1.8.2 und III.1.2). Nach täglichem Mediumwechsel konnten nach 9 - 11 Tagen Einzelzellklone separiert werden. Hierfür wurden die Schalen zweimal mit 8 ml PBS ohne Calcium gewaschen und anschließend mit 4 ml PBS überschichtet. Eine Zellkolonie wurde mit einer 1000 µ -Eppendorf-Pipette in 40 µl 50 µl -EDTA für 5 min inkubiert und durch vorsichtiges Auf- und Abpipettieren in einer 200 µl-Eppendorf-Pipette vereinzelt. Anschließend erfolgte die Umsetzung in ein Loch einer 24-well-Zellkulturplatte mit 1 ml G418-Kultivierungsmedium. Vom transfizierten Konstrukt wurden 30 Klone gepickt und bis zu ca. 80 %-iger Konfluenz weitere 7 - 21 Tage unter Selektionsdruck gezogen.

II.2.5.5 Differenzierung

Die Differenzierung der GSES-Zellen erfolgte in oben beschriebenem Differenzierungsmedium. Nach Abtrypsinierung und Abzentrifugieren der Zellen wurden ca. 1-5×10^6 Zellen in 10 ml Differenzierungsmedium resuspendiert und in 10 cm-Bakerienschalen kultiviert, welche eine Zelladhärenz verhindern und somit eine Suspensionskultur ermöglichen. Dabei formen die Zellen Aggregate, aus denen sich EBs entwickeln. Diese bestanden nach 6-tägiger Suspensionsphase mit mehrmaligem Mediumwechsel aus etwa jeweils 2.500 Zellen und wurden in diesem Entwicklungsstadium in gelatinierte 24-Loch-Zellkulturplatten (ca. 5 - 10 EBs pro Loch) mit Differenzierungsmedium ausplattiert, wobei die Zellkugeln innerhalb von 1 - 2 Tagen adhärierten und sich nach ca. 3 - 4 Tagen spontan kontrahierende Areale bildeten (Adhärenzphase). Der Tag der Entwicklung wird im Folgenden immer differenziert in Suspensionsphase und Adhärenzphase angegeben, z. B. wird mit d6+10 der zehnte Tag nach dem Ausplattieren bezeichnet.

II.2.5.6 Isolierung von kardialen Zellen aus spontan schlagenden Embryoid Bodies

Einzelne Kardiomyozyten wurden am Tag 6+12 der Differenzierung aus Embryoid Bodies isoliert. Dafür wurden sich spontan kontrahierende Areale aus EBs unter dem Mikroskop ausgeschnitten und in einen auf 37°C vorgewärmten Isolationspuffer transferiert. Um Einzelzellen enzymatisch zu isolieren, wurden die Gewebestücke für 15 min in 37°C unter leichtem Schwenken im Isolationspuffer unter der Zugabe von 0.5 mg/ml Collagenase B und 1 mg/ml Pankreatin inkubiert. Gleich im Anschluss wurden die Zellen mechanisch in einem 1:1 Gemisch aus Isolationspuffer und Differenzierungsmedium verstreut und auf polylysierten Glasdeckscheiben ausplattiert. Nach einer Ruhezeit von 5 min wurde das Medium hinzugefügt. Die Zellen wurden bei 37°C, 10 % CO_2 für 12 - 24h aufbewahrt, bevor die elektrophysiologischen Messungen vorgenommen wurden (s. II.2.5.7).

II.2.5.7 Elektrophysiologische Charakterisiung von spontan schlagenden Zellen

Die Patch-clamp-Technik [288] erlaubt die Untersuchung von Ionenkanälen in Zellmembranen. Ein kleiner Membranfleck (Patch) wird dabei durch das Aufsetzen einer sehr fein ausgezogenen und mit einer leitfähigen Lösung gefüllten Glaskapillare (Patchpipette) elektrisch von seiner Umgebung isoliert. Durch Anlegen eines leichten Unterdruckes wird eine elektrisch dichte Verbindung zwischen der Zellmembran und dem Pipettenrand bis zu einem Abdichtungswiderstand von mehreren Gigaohm hergestellt.

12 - 24 h nach der Isolierung wurden spontane Aktionspotentiale und Ströme von schlagenden Kardiomyozyten bei 37°C in der perforierten Patch Konfiguration mit

einem MultiClamp 700B Verstärker und der pClamp9 Software gemessen und mit der Origin 6.0 Software ausgewertet (s. Bild II-4). Die aus Borosilikat-Glaskapillaren gezogenen und hitzepolierten Patch-Pipetten hatten, gefüllt mit der dafür vorgesehenen Lösung, einen Widerstand von 2 - ▩ I_{fo} -Messungen wurden der der extrazellulären Badlösung 2 mM $BaCl_2$ und 0.3 mM $CdCl_2$ zugefügt um I_{KI} and I_{Ca} zu blockieren. I_f wurde gemessen, indem von einem Haltepotential von -40 mV zu Testpotentialen zwischen -120 mV und +20 mV gewechselt wurde. Die Stromamplitude nach 2 s während des -110 mV-Pulses wurde durch die Zellkapazität geteilt, um die Strom (I_f)-Dichte zu erhalten. Das direkte $\beta_{1/2}$-Sympathomimetikum Isoproterenol oder das Parasympathomimetikum Carbachol wurden direkt in die Badlösung gegeben und den Zellen durch ein schnelles Austausch-Superfusions-System zugeführt. Aktionspotentiale wurden mit einer 10 kHz-Rate aufgenommen [289].

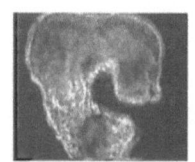

Embryoid Body

↓

Enzymatische/mechanische Zellisolation

↓

24h unter Zellkulturbedingungen

↓

Aufzeichung der Aktionspotentiale

| Primitives AP | Intermediäres/ Atriales AP | Schrittmacher AP | Ventrikuläres AP |

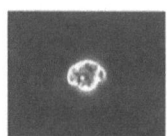 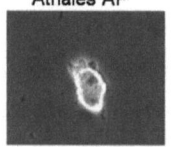 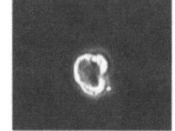 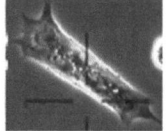

Bild II-4 Elektrophysiologische Untersuchung der Zellen aus Embryoid Bodies
Die aus dem EB isolierten Zellen wurden für 12 - 24 h unter Zellkulturbedingungen aufbewahrt bevor die elektrophysiologischen Messungen durchgeführt wurden. (AP Aktionspotential)

II. MATERIAL UND METHODEN

II.2.6 Durchflusszytometrie (FACS, Fluorescence Activated Cell Sorting)

Zur Analyse der Expression von CD31, α-Aktinin, Troponin I und MLC-1 wurde eine 3-Farben-Durchflusszytometrie durchgeführt. Alle FACS-Analysen wurden mit dem Durchflusszytometer Epics XL und dem Auswertungsprogramm EXPO32ADC durchgeführt.

II.2.6.1 Intrazelluläre Färbung

Die adhärente Zellkultur (2×10^6 Zellen) wurde am 12. Differenzierungstag nach dem Ausplattieren (d6+12) in den 24-Loch-Platten einmalig mit PBS ohne Calcium (1 ml pro Well) gewaschen und dann 1 h in der gekühlten, Formalin enthaltenden Fixierungslösung (1 ml) auf dem Schwenktisch bei 4°C inkubiert. Nach Permeabilisierung in Tween 20 (1 ml; 15 min bei 37°C) erfolgte die Zugabe von 1 ml 5 % BSA-PBS und anschließend die Inkubation mit dem Erstantikörper (Anti-α-Aktinin, -Troponin I und MLC-1; 6 μ in 900 μ 5 % BSA-PBS, 200 μ pro Well; über Nacht bei 4°C Schwenktisch). Nach Zugabe von 1 ml 5 % BSA-PBS und anschließendem zweimaligem Waschen folgte die Inkubation mit dem Sekundärantikörper (PE-conjugated-Goat Anti-Mouse, Verdünnung in 5 % BSA-PBS 1:100, 200 μ h bei 4°C Schwenktisch, lichtgeschützt), nach erneutem zweimaligem Waschen und der Zellvereinzelung in 5 mM EDTA in 5 % BSA-PBS (10 min RT, 30 - 40 mal mit 200 μl-Pipette auf- und abpipettieren) die Analyse der Proben im FACS.

Isotypenkontrollen wurden in entsprechenden Verdünnungen analog zur spezifischen Antikörperfärbung mit gereinigtem ⑤ führt. Native GSES-Zellen dienten als Negativkontrollen.

II.2.6.2 Extrazelluläre Färbung

Die schwimmenden Embryoid-Körperchen (1×10^6 Zellen) wurden am 6. Tag der Differenzierung (d6+0) in Eppendorf-Röhrchen gesammelt, herunter zentrifugiert (1.300 Upm, 5 min) und erst zweimal in PBS ohne Calcium gewaschen, dann in PBS-EDTA (5 mM EDTA; 15 min, Raumtemperatur auf Schwenktisch, 30 - 40 mal mit 200 ml-Pipette auf- und abpipettieren) vereinzelt und wieder in PBS ohne Calcium gewaschen. Die vereinzelten Zellen wurden anschließend mit dem Antikörper

(PE Anti-Mouse CD31 Verdünnung 1:500, 400 µl), dann erneut zweimal gewaschen.

Analytische Messungen wurden in FACS-Puffer (eiskaltes PBS mit 2 % BSA, 250 - 1000 µl be) nach Zugabe von Propidiumjodid (0,05 mg/ml) zur Markierung der toten Zellen durchgeführt. Propidiumjodid (PI) diffundiert in nicht-vitale Zellen und färbt diese an, indem es an dsDNA bindet. PI kann die Zellmembran lebender Zellen nicht überwinden und wird daher als spezifischer Marker für avitale Zellen im FACS genutzt [290].

II.2.6.3 Analytisches FACS

Bei jeder Messung wurden als repräsentative Auswahl möglichst 20.000 Zellen analysiert. Die Laser-Exzitation lag bei 488 nm, der Emissions-Spektralmessbereich für das Fluorochrom PE bei 564 - 606 nm und für PI bei >650 nm. Die Zellen wurden zunächst im Vorwärts (FS)- und im Seitwärtsstreulicht (SS) entsprechend ihrer Größe und Granularität erfasst. Mit Hilfe der Darstellung der PI-Intensität wurde die Fraktion , so dass tote Zellen und Zelldetritus nicht in die Analyse mit eingingen.

Die jeweiligen Achsen der Abbildungen geben die Intensität der Emission der Wellenlängen des Spektralmessbereiches der jeweiligen Fluoreszenz wieder. Dabei waren die Antikörper gegen CD31 direkt, gegen α-Aktinin, Troponin I und MLC-1 indirekt PE-gekoppelt.

II.2.7 Konfokale Mikroskopie

Das Konfokalmikroskop ist eine Variante des Fluoreszenzmikroskops, mit dem virtuelle optische Schnitte durch ein Objekt erzeugt werden und anschließend mit einer Software zu einer räumlichen Darstellung zusammengesetzt werden können. Die EBs wurden am Tag 6 der Differenzierung auf 12 mm gelatinierten Glasdeckscheiben ausplattiert und gezüchtet. Am Tag d6+12 erfolgten die immunhistochemischen Färbungen, wie unter II.2.6.1 beschrieben. Als Zweitantikörper diente ein Cy3-gekoppelter Goat Anti-Mouse Antikörper. Die Zellskelette wurden für Actin durch Phalloidin gegengefärbt, die Einwirkzeit betrug 10 min. Die Zellen wurden anschließend mit PBS gewaschen, mit Mowiol bedeckt, und schließlich im Mikroskop analysiert.

III. ERGEBNISSE

III.1 GENERIERUNG EINES VEKTORS ZUR NKX2.5-ÜBEREXPRESSION

III.1.1 Isolierung und Klonierung der humanen Nkx2.5-cDNA

Aufgrund der hohen funktionalen Konservierung des Nkx2.5-Proteins in Vertebraten wurde für eine spezifische Nachweisbarkeit die hNkx2.5-cDNA in murinen ES-Zellen eingesetzt. Die kodierende Sequenz für das hNkx2.5-Gen, bestehend aus 975 bp, wurde aus humaner genomischer DNA mittels PCR (s. II.2.2.5.1) gewonnen. Das amplifizierte Fragment wurde nach Aufreinigung mittels präparativer Gelelektrophorese (s. II.2.2.2.3) mit Taq-Polymerase adenyliert, so dass es in den pCR-XL-TOPO-Klonierungsvektor (s. II.1.8.1) eingefügt werden konnte. Nach Transformation des Konstruktes in kompetente TOP 10-Bakterienzellen (s. II.2.1.2) und Vermehrung unter Kanamycin-Selektion (s. II.2.1.1) wurde das amplifizierte Plasmid isoliert. Dieser Klonierungsvektor diente dazu, die notwendigen Restriktionsschnittstellen (EcoR1; s. Bild III-1) für die folgende Umklonierung in den Expressionsvektor pIRES2-EGFP (s. II.1.8.2) zu liefern, der dann schließlich in die GSES transfiziert wurde.

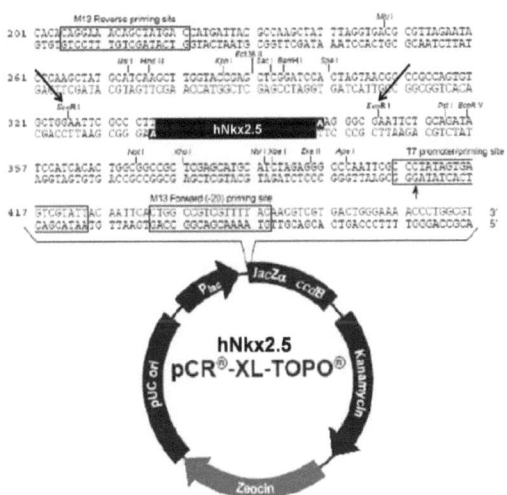

Bild III-1 pCR-XL-TOPO-Vektor mit dem integrierten hNkx2.5-Gen und der Schnittstelle EcoR1 (Pfeil)
Modifiziert nach Invitrogen

III.1.2 Klonierung des Expressionsvektors phNkx2.5-IRES2-EGFP

Nach der Plasmid-Präparation wurde die 975 bp umfassende humane Nkx2.5-cDNA (Genbank-Acc. NM 0043872) mittels des Restriktionsenzyms EcoR1 aus dem Klonierungsvektor ausgeschnitten (s. II.2.2.2.1) und in den vorbereiteten Expressionsvektor pIRES2-EGFP (s. II.1.8.2), der ebenfalls mit dem Restriktionsenzym EcoR1 geöffnet worden war, insertiert (s. Bild III-2).

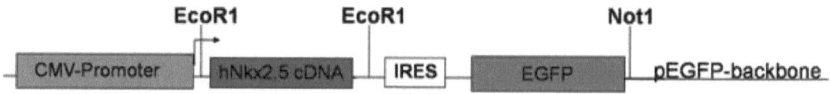

Bild III-2 Überexpressionskonstrukt phNkx2.5-IRES2-EGFP

Dieses Plasmid wurde in kompetente TOP 10-Bakterienzellen transformiert und diese anschließend unter Kanamycin-Selektion vermehrt. Nach Präparation (s. II.2.2.1.2) wurde das Plasmid mittels Phenol-Chloroform-Extraktion (s. 2.2.2.1.3) gereinigt und nach Kontrollverdau (s. 2.2.2.2.1 und Bild III-3) sequenziert (s. II.2.2.2.4). Das Plasmid wurde anschließend in GSES transfiziert. Der Vektor ermöglichte durch Elektroporation und Integration in das ES-Zell-Genom zunächst aufgrund des Neomycin-Resistenzgens eine Antibiotika-gestützte Selektion stabil-transfizierter Zellklone und schließlich die Überexpression des Faktors Nkx2.5 in den mittels EGFP-Fluoreszenz markierten ES-Zellen (s. II.1.8.2).

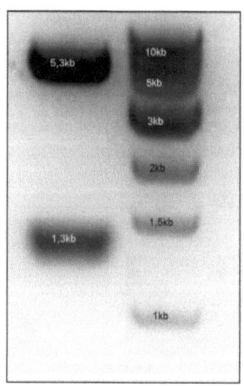

Bild III-3 Kontrollverdau des Vektors phNkx2.5-IRES2-EGFP (geschnitten mit EcoR1)
Rechts: Marker 1kb-Leiter; links: Nkx2.5-cDNA (1,3kb), linearisierter pIRES2-EGFP-Vektor (5,3kb)

III. ERGEBNISSE

III.2 GENERIERUNG STABIL TRANSFIZIERTER MURINER ES-ZELL-KLONE UND ÜBERPRÜFUNG DER FUNKTIONALITÄT DES NKX2.5-ÜBEREXPRESSIONSKONSTRUKTS

III.2.1 Transfektion und Isolation einzelner Zellklone

Murine ES-Zellen der GSES-Linie wurden durch Elektroporation mit dem generierten Vektor phNkx2.5-IRES2-EGFP (s. III.1.2; Bild III-2) transfiziert (s. II.2.5.3). Um nur die transfizierten, Neomycin-resistenten und EGFP-positiven, d.h. grün fluoreszierenden Zellen weiter zu kultivieren, wurden die kontaminierenden untransfizierten Zellen unter Selektionsdruck mit dem Eukaryontenantibiotikum G418 in den Zelltod getrieben (s. II.2.5.4). Stabil transfizierte Kolonien konnten anhand ihrer EGFP-Fluoreszenz unter dem Fluoreszenzmikroskop identifiziert und isoliert werden (s. Bild III-4). Nach Gewinnung von 30 Klonen (-K), die unter dem Lichtmikroskop eindeutig die Charakteristika undifferenzierter ES-Zellen (Wachstum in scharf begrenzten Kolonien ohne erkennbare Zellgrenzen) zeigten und sich weiterhin unter G418-Selektionsdruck in den 24-Loch-Platten gut vermehren ließen, konnten diese eingefroren bzw. für die folgenden Analysen vermehrt werden.

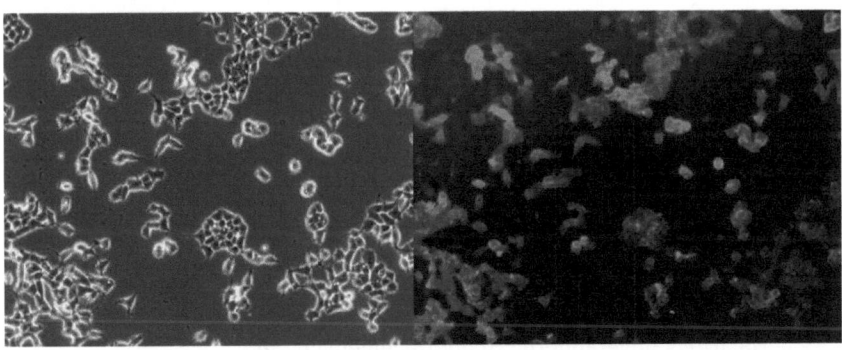

Bild III-4 Undifferenzierte, stabil Nkx2.5-transifzierte ES-Zell-Kolonien im Fluoreszenzmikroskop
Aufnahme unter normalem Licht (links) und unter Exzitation bei 488nm mit EGFP-Fluoreszenz (grün) der Kolonien (rechts) ([291]).

III.2.2 Nachweis der hNkx2.5-Expression auf Proteinebene

Im transfizierten Konstrukt stehen die kodierenden Sequenzen sowohl des Fluoreszenzproteins EGFP als auch des Transkriptionsfaktors Nkx2.5 unter der Kontrolle des vorgeschalteten CMV-Promotors. Aufgrund der im Vergleich zum EGFP-Gen näheren Lokalisation des Nkx2.5-Gens zum Promotor ist eine Expression dieses Faktors bei vorhandener EGFP-Fluoreszenz der transfizierten Zellen sehr wahrscheinlich, der sichere Nachweis der hNkx2.5-Überexpression wurde im Folgenden auf Proteinebene gezeigt.

Nach Proteinextraktion (s. II.2.4.1) aus den Zellen und anschließender Auftrennung in der SDS-PAGE (s. II.2.4.2) und Blotten auf der PVDF-Membran (s. II.2.4.3) erfolgte die Immunmarkierung (s. II.2.4.4) mittels des spezifischen hNkx2.5-Antikörpers (s. II.1.3), wobei untransfizierte embryonale Stammzellen als Negativkontrolle dienten. Die Bandenlänge des hNkx2.5-Proteins betrug 35 kD (s. Bild III-5).

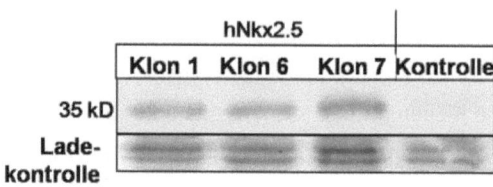

Bild III-5 Nachweis der hNkx2.5-Expression in phNkx2.5-IRES2-EGFP stabil transfizierten ES-Zellen
Links: Spezifische Markierung des hNkx2.5-Proteins durch Anti-hNkx2.5-Antikörper im Lysat der Nkx2.5-transfizierten Zellen (35 kD), dagegen kein Signal in der mit Lysat der untransfizierten Zellen beladenen Spur.

Durch den Nachweis von Nkx2.5-Protein in den transfizierten Zellen, wurde die Translation der vom Vektor transkribierten mRNA bestätigt, und damit die tatsächliche Expression des hNkx2.5-Transkriptionsfaktors auf Proteinebene als Grundlage dieser Arbeit nachgewiesen. Zudem wurde so die Funktionalität des Überexpressionskonstrukts gezeigt.

III.2.3 Nachweis unveränderter Stammzelleigenschaften

Im nächsten Schritt wurde gezeigt, dass durch die hNkx2.5-Überexpression in embryonalen Stammzellen deren Eigenschaft der Pluripotenz erhalten blieb, wenn die Zellen in differenzierungshemmendem, LIF-haltigem Medium kultiviert wurden. Real-Time-PCR-Analysen zeigten gleichbleibende Expressionen der Stammzellmarker Oct4 [114], Nanog [115, 292] und Rex-1 [116] im Vergleich zu Kontrollzellen (s. Bild III-6). Diese Ergebnisse sprechen dafür, dass Nkx2.5 alleine nicht in der Lage ist,

III. ERGEBNISSE

eine keimblattspezifische Differenzierung von ES-Zellen zu induzieren, was sich u.a. auch mit dem normalen Koloniewachstum unter LIF-Gabe deckt.

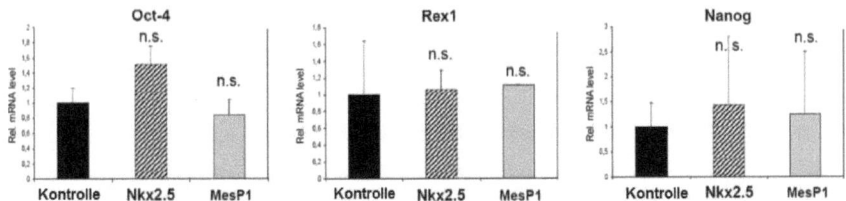

Bild III-6 Relative Expression von Pluripotenzmarkern in der Real-Time-PCR in Nkx2.5-Überexprimierenden ES-Zellen (Klon #1, #6 und #7) im Vergleich zu kontrolltransfizierten ES-Zellen. Die gleichbleibende Expression der Stammzellmarker Oct-4, Nanog und Rex-1 in embryonalen Stammzellen nach Transfektion mit dem Nkx2.5-Plasmid zeigt deren im Vergleich zu den Kontrollzellen erhaltene Pluripotenz ([291]).

III.2.4 Nachweis unveränderter mesodermaler Differenzierung

In FACS-Analysen für den Marker Flk1 (VEGFR-2, KDR), dem frühesten Oberflächenmarker für das Seitenplattenmesoderm, zeigte sich keine Verschiebung von nativem Mesoderm zu einem kardiovaskulären Schicksal. Dies zeigte sich in einer unveränderten Anzahl an Flk1 exprimierenden Zellen nach Nkx2.5- und steht im Gegensatz zu MesP1-Überexpression [241] (s. Bild III-7).

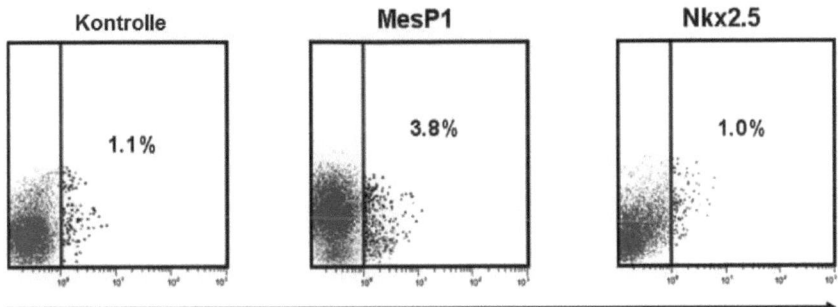

Bild III-7 FACS-Analysen für Flk1 (VEGFR-2), dem frühesten Oberflächenmarker für Seitenplattenmesoderm, am Tag 6 der Differenzierung, in aus Kontrollen, MesP1 und Nkx2.5 gewonnenen EBs. Es zeigt sich keine verstärkte Flk1-Expression in Nkx2.5-Zellen im Vergleich zu MesP1-Zellen ([291]).

III. ERGEBNISSE

III.3 EINFLUSS DER ÜBEREXPRESSION AUF DIE KARDIOVASKULÄRE ENTWICKLUNG

Im Folgenden wurden 3 unabhängige Klone (#1, #6 und #7) der mit dem Konstrukt phNkx2.5-IRES2EGFP   -   zu

d. h. keine Nkx2.5-cDNA enthaltendem pEGFP-N1-Vektor, s. 2.1.8.3) embryonalen Stammzellen bezüglich einer veränderten kardiovaskulären Entwicklung während der Differenzierungsphase untersucht.

III.3.1 Vermehrtes Auftreten spontan kontrahierender Kardiomyozyten in vitro

Die transfizierten Zellklone wurden in Differenzierung gebracht und 6 Tage in Suspensionskultur im Differenzierungsmedium gehalten. Anschließend wurden die entstandenen Embryoid Bodies, wie unter II.2.5.5 beschrieben, auf gelatinierte 24-Loch-Platten ausgesät, wobei die Zellkugeln innerhalb von 1 - 2 Tagen adhärierten und sich nach ca. 3 - 4 Tagen spontan kontrahierende Areale bildeten. Dabei verhielten sich die Nkx2.5-Klone zunächst analog den untransfizierten Kontrollzellen bezüglich Form, Größe und Wachstumsgeschwindigkeit der EBs. Unter dem Fluoreszenzmikroskop zeigte sich die spezifische Grünfluoreszenz der transfizierten ES-Zellen nach Exzitation bei 488 nm (s. Bild III-8).

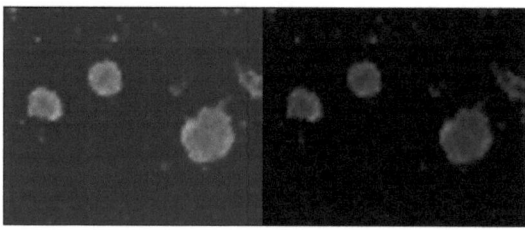

Bild III-8 Nkx2.5-Embryoid-Körperchen (EBs) am Tag 6 der Differenzierung in Suspension im Fluoreszenzmikroskop
Aufnahme unter normalem Licht (links) und unter Exzitation bei 488nm mit EGFP-Fluoreszenz (grün).

Im Verlauf der Differenzierung zeigten sich bei den Nkx2.5-Klonen nicht nur eine erhöhte Anzahl sondern auch eine frühere Ausbildung spontan kontrahierender Areale als bei den untransfizierten Kontrollzellen. So zeigten die Nkx2.5-Klone ein 4 - 6-fach verstärktes Schlagen als die Kontrollen; das Maximum wurde am d6+10 der Diffe-

III. ERGEBNISSE

renzierung erreicht (s. Bild III-9). Diese verstärkte kardiale Differenzierung ähnelt den Effekten der kürzlich gezeigten MesP1-Überexpression, wobei bei letzerer die Zellen die maximale Kontraktions-Aktivität über einen längeren Zeitraum zeigten [220].

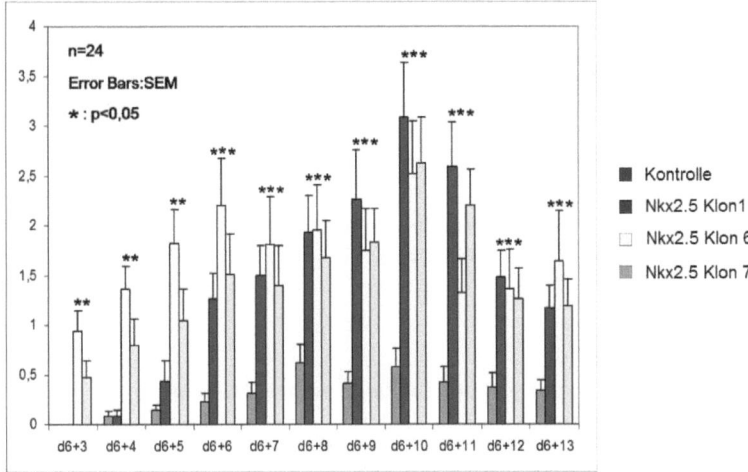

Bild III-9 Anzahl spontan kontrahierender Areale im Laufe der Differenzierung der 3 unabhängigen Nkx2.5-Klone (#1, #6 und #7) im Gegensatz zu nicht-transfizierten ES-Zellen
Gezeigt wird die Differenzierungsphase nach dem Ausplattieren der Zellen. Die Nkx2.5-transfizierten Zellen bilden sowohl früher als auch verstärkt (Faktor 4 - 6) spontan kontrahierende Areale aus ([291]).

III.3.2 Nachweis normaler Sarkomermuster und interzellulärer Verbindungen der Nkx2.5-Klone mit immunhistochemischen Färbungen in der konfokalen Mikroskopie

In Übereinstimmung mit der Kontraktions-Aktivität zeigten Nkx2.5-überexprimierende Kardiomyozyten im konfokalen Mikroskop nach immunhistochemischen Färbungen normale Strukturen der sarkomerischen Marker α-Aktinin und Troponin I. Zudem zeigte die Connexin 43-Expression normale interzelluläre Verbindungen (s. II.2.7; Bild III-10). Die Zellskelette wurden für Actin durch Phalloidin gegengefärbt. Diese Befunde sprechen dafür, dass die genetisch manipulierten Nkx2.5-überexprimierenden ES-Zellen sich zu normalen Kardiomyozyten entwickelten.

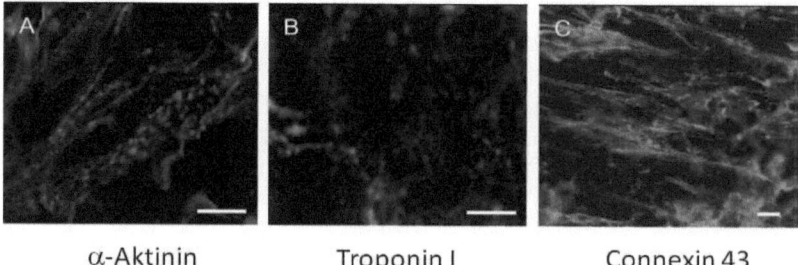

α-Aktinin   Troponin I   Connexin 43

Bild III-10 Nachweis normaler subzellulärer sarkomerischer Strukturen der Nkx2.5-Klone im konfokalen Mikroskop mit immunhistochemischen Färbungen
A: α-Aktinin (rot), B: Troponin I (rot) und C: Cx 43 (rot), jeweils Counter-Staining Actin (grün); Maßstab: 10µm ([291]).

III.3.3 Genexpressionsanalyse der Zellklone auf mRNA-Ebene

Die erhöhte Anzahl spontan kontrahierender Areale hatte auf eine veränderte ES-Zell-Entwicklung zur Kardiogenese hingewiesen, was im Folgenden in verschiedenen Versuchen auf unterschiedlichen Ebenen gezeigt werden konnte. Neben dem spezifischen Nachweis bestimmter Zelltypen im FACS erfolgte die Expressionsanalyse mehrerer Markergene mittels quantitativer Real-Time-PCR (s. II.2.2.5.2). Dadurch konnte die Entwicklung der genetisch veränderten Zellen auf molekularer Ebene nachvollzogen werden.

Zunächst wurden qRT-PCRs für bekannte Zielgene von Nkx2.5 am Tag 10 der Differenzierung durchgeführt. Diese zeigten einen 9-fach erhöhten Anstieg der für Mef2c-kodierenden mRNA und einen 6.7-fachen Anstieg von ANF-mRNA in den drei unabhängig voneinander gepoolten Klonen (s. Bild III-11). Dies bestätigte die Funktionalität des überexprimierten Transkriptionsfaktors in den ES-Zellklonen sowie die verstärkte Kardiogenese. Die etablierten hMesP1 und EGFP transfizierten Klone dienten dabei als Kontrollen.

III. ERGEBNISSE 75

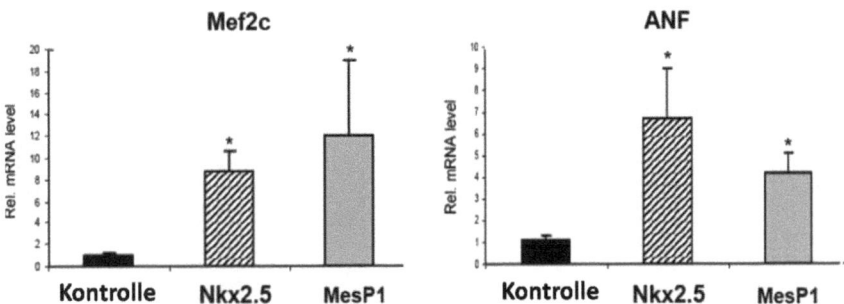

Bild III-11 Erhöhte Expression früher kardialer Marker in Nkx2.5- und MesP1-überexprimierenden ES-Zellen am Tag 10 der Differenzierung
qRT-PCR für die kardiovaskulären Marker Mef2c und ANF; hMesP1 und EGFP transfizierte Klone dienten als Kontrollen (n=3) ([291]).

III.3.4 Genexpressionsanalyse der Zellklone auf Protein-Ebene

Nachdem die veränderte Genexpression als Ausdruck einer verstärkten kardiovaskulären Entwicklung auf mRNA-Ebene nachgewiesen wurde, sollte gezeigt werden, dass sich diese verstärkte kardiale Entwicklung auch zu einem späteren Zeitpunkt auf Protein-Ebene widerspiegelte. Die nach spezifischer Antikörperfärbung mittels FACS durchgeführten Experimente sollten dabei die durch das Nkx2.5-Überexpressionskonstrukt bedingte tatsächliche Zunahme an Herzmuskelzellen in der Zellkultur zeigen.

III.3.4.1 α-Aktinin als muskulärer Marker

Um Kardiomyozyten im FACS darzustellen, wurde die intrazelluläre Anfärbung des Muskelproteins α-Aktinin, welches sich sowohl in Kardiomyozyten als auch in skelettalen Myozyten findet (s. II.1.3), nach obigem Protokoll in den drei Nkx2.5-, MesP1-Klonen und Kontrollzellen am Tag d6+12 der Differenzierung durchgeführt (s. II.2.6.1). In dem Bild III-12 zeigt sich, dass α-Aktinin-exprimierende Zellen in den Nkx2.5-Klonen im Schnitt 2,2-fach erhöht waren verglichen zu den Kontrollzellen.

α-Aktinin

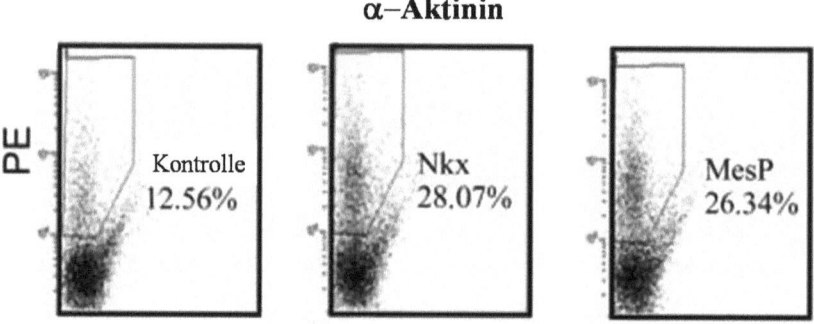

Bild III-12 Anteil α-Aktinin positiver Zellen an der Gesamtpopulation am Tag 6+12 der Differenzierung, Nkx2.5-Klone im Vergleich zu den untransfizierten Kontrollen (GSES) und MesP1-Zellen
Die α-Aktinin-Aktivität ist jeweils gegen die indifferente FL1-Achse aufgetragen. In den Nkx2.5+- und MesP1+-Zellen zeigt sich eine Verdoppelung der Zahl α-Aktinin +-Zellen ([291]).

III.3.4.2 Troponin I und MLC-1 als kardialer Marker

Analog zur α-Aktinin-Färbung wurden die Kardiomyozyten im FACS durch die Anfärbung der Strukturmarker Troponin I und kardiales MLC-1(s. II.1.3) in den Nkx2.5-, den MesP1- und Kontrollzellen am Tag d6+12 der Differenzierung durchgeführt (s. II.2.6.1). Die Anzahl an Zellen, welche die spezifischen kardialen Strukturmarker TnI und kardiales MLC-1 exprimieren, waren fast vierfach erhöht, was die spezifische Induktion der Kardiogenese in Nkx2.5- und MesP1-überexprimierenden Zellen zeigte (s. Bild III-13).

III. ERGEBNISSE

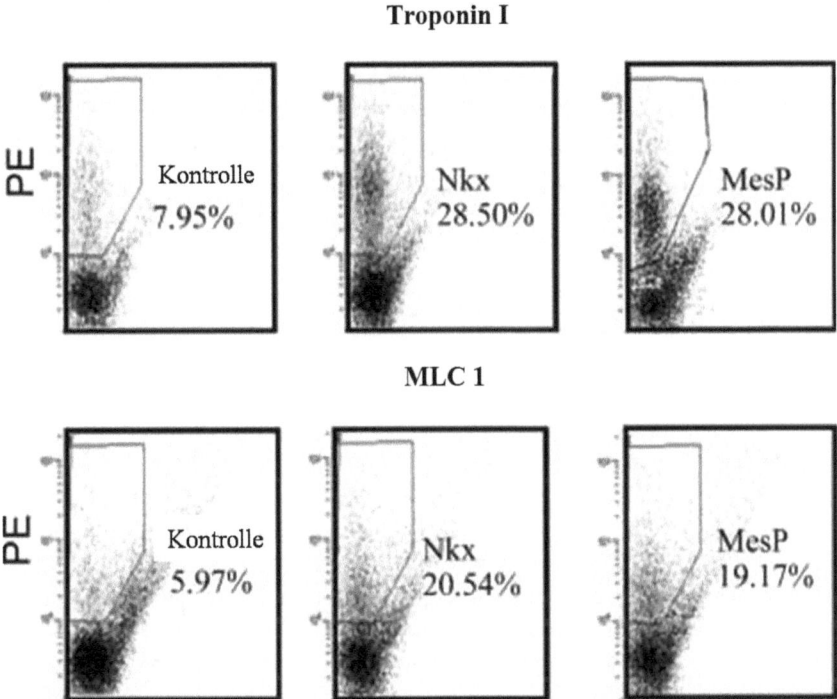

Bild III-13 Anteil Troponin I- und MLC-1 positiver Zellen an der Gesamtpopulation am Tag 6+12 der Differenzierung, Nkx2.5-Klone im Vergleich zu den untransfizierten Kontrollen (GSES) und MesP1-Zellen

Die Troponin I- und MLC-1 Aktivität ist jeweils gegen die indifferente FL1-Achse aufgetragen. Troponin I exprimierende Zellen sind 3,5-fach, MLC-1 exprimierende Zellen 3,2-fach erhöht in den Nkx2.5+- und MesP1+-Zellen ([291]).

III.3.4.3 CD-31 als vaskulärer Marker

Als vaskulärer Marker diente das Oberflächenmolekül CD31 (PECAM-1), welches konstitutiv auf der Oberfläche von adulten und embryonalen Endothelzellen und auch schwach auf Leukozyten exprimiert wird (s. II.1.3). Die endothelialen Vorläuferzellen konnten so mit dem Anti-CD31-Antikörper angefärbt und im FACS analysiert werden. Die Messungen wurden zu einem Zeitpunkt (Tag 6 der Differenzierung) durchgeführt (s. II.2.6.2), an dem noch nicht mit der Bildung von hämatopoetischen Zellen gerechnet werden musste, um eine Verfälschung der Ergebnisse durch unerwünschte Anfärbung von Leukozyten zu verhindern. Als Kontrolle dienten untransfizierte ES-Zellen.

Im Gegensatz zu MesP1 zeigte sich keine durch Nkx2.5 verstärkte Zunahme an CD31-exprimierenden, endotheliale Progenitorzellen repräsentierenden, Zellen. Dies entspricht der Tatsache, dass MesP1 die Vorläufer der kardiovaskulären Linie markieren, während Nkx2.5 primär im Myokard exprimiert wird [235, 238, 293].

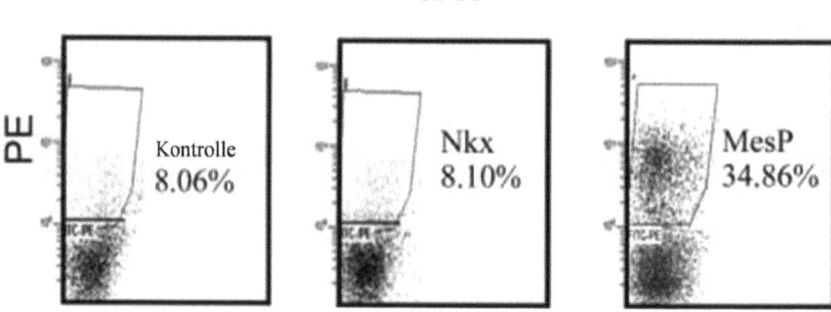

Bild III-14 Anteil der CD31+Zellen an der Gesamtpopulation am Tag 6 der Differenzierung, Nkx2.5-Klone im Vergleich zu den untransfizierten Kontrollen (GSES) und MesP1-Zellen
Die CD31 (PECAM)- Expression ist in den 3 Nkx-Klonen nicht erhöht, aber 4,3-fach erhöht in den MesP1-Klonen ([291]).

III.4 ELEKTROPHYSIOLOGISCHE CHARAKTERISIERUNG DER ZELLEN

Die transfizierten Zellklone der Nkx2.5- und MesP1-überexprimierenden Zellen wurden schließlich funktional auf elektrophysiologischer Ebene charakterisiert. Nachdem die Zellen, wie oben beschrieben, am Tag 6+12 der Differenzierung aus den sich spontan kontrahierenden EBs isoliert worden waren (s. II.2.5.6), wurden mit der „single cell patch clamp"-Methode ♦ channel"-Dichtemessungen die Aktionspotentiale der sich spontan kontrahierenden Kardiomyozyten analysiert (s. II.2.5.7). Die elektrophysiologische Untersuchungen zeigten alle beschriebenen Subtypen von terminal differenzierten kardialen ES-Zell-Differenzierungsstadien (ventrikel-, vorhof- und pacemakerartig) sowie intermediäre Zelltypen in Nkx2.5-, MesP1-programmierten ES-Zellderivaten wie auch in den Kontrollzellen, (s. Bild III-15). Die generierten Aktionspotentiale unterschieden sich nicht signifikant in ihren Eigenschaften, wie maximales diastolisches Potential (MDP), diastolische Depolarisationsrate (DDR), „upstroke"-Geschwindigkeit oder Aktionspotentialplateau-Dauer, oder in

III. ERGEBNISSE

ihrer Reaktion auf β-Adrenorezeptor (Isoprenalin)- und Muscarinrezeptor (Carbachol)- Stimulation. Dies spricht für eine normale kardiale Entwicklung der Nkx2.5- und MesP1-überexprimierenden Zellen.

Kontrollen	Ventr. (n=13)	Atr. (n=3)	SA/AV (n=6)	Interm. (n=7)
MDP (mV)	-73,7 ± 4,2	-73,4 ± 7,6	-57,2 ± 4,6	-61,1 ± 7,4
DDR (mV/s)	3,75 ± 2,4	4,1 ± 1,4	99,5 ± 16,5	48,2 ± 5,7
upstroke-Geschwindigkeit (V/s)	73,2 ± 13,4	53,4 ± 29,3	2,9 ± 0,56	29,3 ± 17,6
Überschießung (mV)	28,8 ± 5,5	28,8 ± 4,0	9,8 ± 2,8	23,5 ± 9,0
AP-Dauer (ms)	241,1 ± 35,8	130,7 ± 44,0	129,8 ± 19,3	203,3 ± 58,9
Repolarisations-Geschwindigkeit (V/s)	19,6 ± 3,9	0,76 ± 0,23	0,56 ± 0,25	7,25 ± 7,5
If-Dichte -110mv (pA/pF)	1,5 ± 1,33	2,6 ± 2,03	30,5 ± 1,39	9,7 ± 1,18

Nkx2.5	Ventr. (n=19)	Atr. (n=3)	SA/AV (n=1)	Interm. (n=1)
MDP (mV)	-74,4 ± 9,8	-66,7 ± 5,3	-61,9	-65,9
DDR (mV/s)	4,24 ± 3,2	8,1 ± 7,2	92,7	44,1
upstroke-Geschwindigkeit (V/s)	71,5 ± 19,9	31,5 ± 18,1	4,5	14,5
Überschießung (mV)	32,8 ± 5,5	26,6 ± 6,0	8,3	28,2
AP-Dauer (ms)	272,1 ± 95,2	133,7 ± 32,6	102	189
Repolarisations-Geschwindigkeit (V/s)	18,7 ± 7,6	0,9 ± 0,4	1,3	12,6
If-Dichte -110mv (pA/pF)	3,53 ± 2,75	1,38 ± 1,05	33,96	12,3

MesP1	Ventr. (n=7)	Atr. (n=3)	SA/AV (n=2)	Interm. (n=16)
MDP (mV)	-72,7 ± 7,8	-71,9 ± 5,6	-58,5 ± 2,4	-64,1 ± 7,0
DDR (mV/s)	2,34 ± 2,0	2,7 ± 0,6	103 ± 31,1	45,1 ± 11,0
upstroke-Geschwindigkeit (V/s)	83,3 ± 27,1	45,9 ± 9,6	2,2 ± 0,7	23,4 ± 5,6
Überschießung (mV)	33,4 ± 8,7	10,8 ± 1,8	24,4 ± 8,8	28,8 ± 5,5
AP-Dauer (ms)	216,9 ± 44,3	133,7 ± 22,9	132 ± 22,6	182,6 ± 36,0
Repolarisations-Geschwindigkeit (V/s)	24,9 ± 16,7	0,47 ± 0,28	0,4 ± 0,28	6,77 ± 6,6
If-Dichte -110mv (pA/pF)	1,53 ± 0,77	1,41 ± 0,24	36,5 ± 9,6	13,1 ± 5,5

Tabelle 1 Elektrophysiologische Parameter der differenzierten Kardiomyozyten am Tag 6+12 der Entwicklung

I_n -I_n channel"-Dichtemessungen bei -110 mV-Aktivierung zeigten alle beschriebenen ES-Zell-Differenzierungsstadien bei den Kontrollzellen sowie den Nkx2.5- und MesP1-programmierten Zellen. Anhand dieser Messungen konnten 79 % (19 von 24) der analysierten Nkx2.5-Klone als nahezu reife differenzierte ventrikuläre Zellen (Ventr.) klassifiziert werden, während in der MesP1-Population nur 25 % (7 von 28) und in den Kontrollzellen nur 45 % (13 von 29) ventrikuläre Zellen gefunden werden konnten. Andererseits gehörten in der MesP1-Population intermediäre bzw. frühe Zellen (Interm.) zu den vorherrschenden Zelltypen [243] (57 %, verglichen mit 24 % bei den Kontrollen und 4 % bei den Nkx2.5-Klonen). Diese Zelltypen sind typisch für sich entwickelnde murine embryonale Kardiomyozyten am Tag 9-12 p.c. (AP Aktionspotential, MDP maximales diastolisches Potential, DDR diastolische Depolarisationsrate, p.c. post conception) (modifiziert nach [291]).

Allerdings zeigten sich im Gegensatz zu den Kontrollzellen wichtige und signifikante Unterschiede in den Verteilungen der Kardiomyozytenpopulationen (s. Tabelle 1): Nur 1 von 24 (4 %) der analysierten Nkx2.5- Zellen konnte als frühe/intermediäre Kardiomyozyten klassifiziert werden, während in der MesP1-Population 57 % (16 von 28 Zellen) zum intermediären Typ gehörten. Die Kontrollen bewegten sich dabei in der Mitte mit 24 % frühen/intermediären Zellen. Obwohl es unterschiedliche Typen „früher/intermediärer I_f [107], konnten sie alle durch ihr schnelles, stabiles DDR von 30 - 60 mV/s und ihrer kurzen, aber distinkten, Plateauphase identifiziert werden. Zudem war ein mäßiger I_f in allen intermediären Zelltypen vorhanden, was sie deutlich von den Pacemaker-artigen Zellen unterschied, welche eine mindestens dreimal höhere I_f-Dichte besitzen, aber auch von den atrialen oder ventrikulären Zellen, von welchen praktisch kein I_f gemessen werden konnte.

Differenzierte ventrikuläre Zellen konnten durch die Kombination folgender Parameter von anderen differenzierten Zellen unterschieden werden:

1. Sie hatten eine individuelle Plateauphase, welche mindestens ein Drittel der totalen AP-Dauer betrug und länger war als in atrialen und intermediären Zellen und in SA/AV (pacemaker)-Zellen fehlte.
2. Ventrikuläre Zellen wiesen ein MDP von kleiner als 270 mV auf, wobei SA/AV-Zellen ein deutlich positiveres MDP von mehr als 260 mV hatten.
3. Obgleich ventrikelartige Zellen eine spontane Kontraktions-Aktivität zeigten, hatten sie den langsamsten DDR (5 mV/s) von allen Zelltypen, gefolgt von atrialen Zellen mit 5 - 10 mV/s und intermediären Zellen mit 30 - 60 mV/s. In SA/AV-Zellen war die DDR über 60 mV/s lang.
4. Hingegen war die upstroke Depolarisations-Geschwindigkeit am schnellsten in den ventrikulären Zellen (70 - 90 V/s) und am langsamsten in den SA/AV-Zellen (5 V/s).
5. Ventrikel-artige Zellen zeigten eine hochpositive Überschießung von ca. +30 mV, SA/AV-Zellen hingegen die kleinste Überschreitung mit einem Maximum von +10 mV. Die ventrikelartigen Zellen reagierten auf Isoproterenol wie erwartet mit einer Verlängerung ihrer Plateauphase und einer Verlangsamung der AP-Rate, während in den SA/AV-Zellen eine Beschleunigung beobachtet wurde.

In den Nkx2.5-Zellen konnten 79 % (19 von 24) differenzierte ventrikuläre Zelltypen gefunden werden, wobei in der MesP1-Zellpopulation nur 25 % (7 von 28 Zellen), bei den Kontrollzellen 45 % (13 von 29) diesen reifen Zelltypen entsprachen.

III. ERGEBNISSE

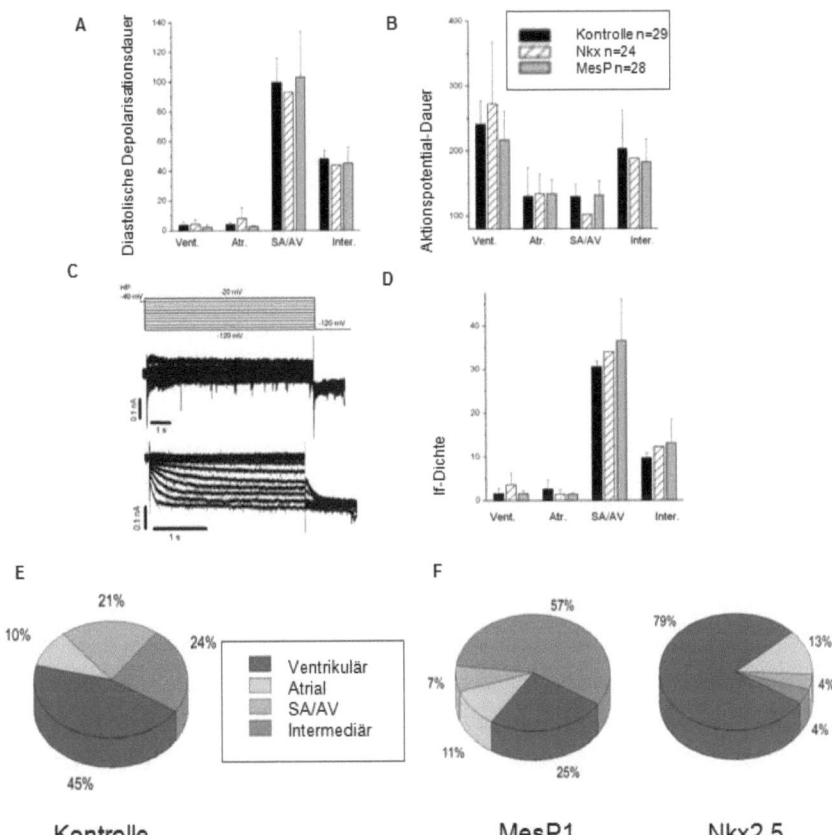

Bild III-15 Nkx2.5- und MesP1- Überexpression in ES-Zellen führen zu verschiedenen Subtypen von elektrophysiologisch funktionellen Kardiomyozyten.
Die DDR (A) und die AP-Dauer (B) unterschieden sich sowohl für die Kontrollen als auch für die Nkx2.5- und MesP1-Klone nicht innerhalb derselben Gruppe. I_f kann benutzt werden, um zwischen ventrikulären/atrialen und SA/AV- oder intermediären Zellen zu unterscheiden: (C) Beispiel von I_f einer ventrikelartigen (Mitte) und einer intermediären Zelle (unten), (D) großer I_f von SA/AV-Zellen, mittlerer I_f von intermediären Zellen. Verteilung der Kardiomyozyten-Subtypen nach Nkx2.5- und MesP1-Überexpression (F), verglichen mit Kontrollen (E) am Tag 18 der Differenzierung ([291]).

IV. DISKUSSION

IV.1 REGENERATIVE MEDIZIN ALS NEUER BEHANDLUNGSANSATZ KARDIOVASKULÄRER ERKRANKUNGEN

Der im Jahre 2000 geprägt⬛ r-breitet zur Beschreibung biomedizinischer Ansätze, um defekte Gewebe durch Stimulation endogener Zellen wiederherzustellen, oder um sie durch Transplantation von gesundem Gewebe oder einzelner Zellen zu ersetzen [294]. Das Ziel der kardiovaskulären regenerativen Medizin besteht in der Generierung von funktionellem Herzgewebe, und nicht nur von isolierten Kardiomyozyten, das sich gut ins Empfängergewebe integriert, überlebt, reift und so die elektromechanischen Eigenschaften des Myokards übernimmt [159]. Trotz der enormen Fortschritte auf diesem Feld stehen zukünftigen Stammzell-basierten Therapien kardiovaskulärer Erkrankungen jedoch noch etliche Hürden im Wege, die vor einer möglichen klinischen Anwendung überwunden werden müssen.

Während die kardiale Differenzierung klassischer adulter Stammzellen gegenwärtig fragwürdig erscheint, wurden in letzter Zeit einige pluripotente Zelltypen beschrieben [35, 72, 74]. Einen vielversprechende Zellpopulation, welche die Vorteile der Skalierbarkeit der adulten Stammzellen sowie des kardiogenen Potentials der kardialen Progenitorzellen kombiniert, stellen die embryonalen Stammzellen und deren differenzierte Abkömmlinge dar [83]. Sie haben das Verständnis der molekularen Entwicklung der Zelle vom embryonalen Stadium bis zum adulten Phänotypen - und damit das gesamte Gebiet der Entwicklungsbiologie - revolutioniert. ES-Zellen besitzen viele der unter I.1.5 geforderten Kriterien für den myokardialen Zellersatz:

1. Im Gegensatz zu vielen adulten Stammzelltypen besitzen ES-Zellen, deren Pluripotenz zweifelsfrei belegt ist und mit ihrem frühen embryonalen Ursprung übereinstimmt, die Fähigkeit, zu sämtlichen Zelltypen und Geweben und somit auch zu Kardiomyozyten und Endothelzellen zu differenzieren [132, 133, 144].
2. ES-Zellen können durch etablierte skalierbare Protokolle reproduzierbar isoliert und kultiviert werden. Undifferenzierte hES-Zellen können ihren Phänotypen über mehr als 100 Zellzahlverdopplungen behalten, nach der Differenzierung haben aus humanen ES-Zellen derivierte Kardiomyozyten sowohl *in-vitro* [133, 139, 295], als auch *in-vivo* [151], gute proliferative Kapazitäten.

IV. DISKUSSION

3. Neueste Veröffentlichungen zeigen, dass hESC-CM nach der Transplantation in das infarzierte Nagermyokard überleben, stabile kardiale „Grafts" formen und zu einer guten kontraktilen Funktion führen [47, 49, 51-53, 146, 151, 154].

4. Immunologische Bedenken über eine Abstoßung der transplantierten Zellen müssen noch geklärt werden, bevor es zu einer konkreten klinischen Anwendung kommt [164]. Die jüngst beschriebenen autologen pluripotenten Zellen wie spermatogoniale, parthogenetische und reprogrammierte Zellen, scheinen jedoch die Vorteile der ES-Zellen in sich zu vereinen, mit Umgehung der immunologischen Problematik.

Die Forschung an humanen embryonalen Stammzellen wird durch das Embryonenschutzgesetz strafrechtlich geregelt. Hintergrund dieses Gesetzes ist, das menschliche Leben - und damit auch jeden Embryo- zu schützen. Demnach ist es in Deutschland verboten, menschliche ES-Zellen aus Embryonen für Forschungszwecke herzustellen. Die Forschung an importierten embryonalen Stammzellen ist jedoch unter Auflagen möglich und wurde zunächst durch das Stammzellgesetz vom Juli 2002 geregelt. Dieses Gesetz besagte, dass in begründeten Ausnahmefällen embryonale Stammzellen nach Deutschland importiert werden durften, die aus überzähligen, für die in vitro-Fertilisation generierten Embryonen, vor dem 1. Januar 2002 gewonnen worden waren (Stichtagsregelung). Im Frühjahr 2007 debattierte der Deutsche Bundestag über eine Novellierung des Stammzellgesetzes, in der u.a. die Verschiebung des Stichtages vorgeschlagen wurde. Daraufhin wurde am 11. April 2008 eine neuer Stichtag beschlossen, so dass nun Stammzellen importiert werden dürfen, die vor dem 1. Mai 2007 gewonnen wurden [296]. Hintergrund der Änderung des Gesetzes war, dass die vor dem 1. Januar 2002 etablierten humanen embryonalen Stammzellen unter suboptimalen Bedingungen kultiviert worden waren, so dass deren wissenschaftlicher Nutzen nur noch als eingeschränkt betrachtet wurde. Somit kann nun in Deutschland mit Zelllinien geforscht werden, die dem internationalen Vergleich standhalten. Bis zum Zeitpunkt des Verfassens dieser Dissertation wurden in Deutschland durch das Robert-Koch-Institut insgesamt 44 Genehmigungen für Arbeiten mit importierten humanen ES-Zellen erteilt [297].

Um die unweigerlich mit den ES-Zellen verbundenen Probleme zu umgehen, wurden in den letzten Jahren weitere pluripotente Zelltypen untersucht, u.a. spermatogoniale und parthogenetische Stammzellen sowie reprogrammierte Zellen [55-65]. Diese Fortschritte zeigen neue Technologien der Reprogrammierung somatischer Zellen auf, um nichtembryonale patientenspezifische Zellersatz-Strategien zu entwickeln, die das Immunsystem umgehen könnten. Die Methode der induzierten Reprogrammierung somatischer Zellen durch das Einbringen bestimmter Faktoren erscheint derzeit am attraktivsten: Ihre Durchführung ist relativ einfach und kann z.B. an gut zugänglichen Epidermiszellen vollzogen werden. Diese neuartigen Zelltypen sind imstande zu echten Kardiomyozyten zu differenzieren, wie kürzlich gezeigt werden konnte [275]. Diese könnten, bedingt durch ihre klonale Herkunft, extensiv charakterisiert und genetisch manipuliert werden, um Eigenschaften wie Ischämie- und Apoptoseresistenz, verbesserte kontraktile Funktionen und spezifische elektrophysiologische Eigenschaften zu erlangen. Die Forschung an diesen Zellen könnte helfen, die Mechanismen der frühen kardiovaskulären Entwicklung zu untersuchen, neue Transkriptions- und Wachstumsfaktoren zu entdecken und klassische Krankheitsbilder zu erforschen. Neben einem Implantatmaterial zur chirurgischen Reparatur myokardialer Gewebsdefekte könnten die Zellen zudem künftig ein *in-vitro*-Testsystem zur Entwicklung neuer pharmakologischer Therapieformen darstellen.

Das proliferative Potential von Stammzell-derivierten Kardiomyozyten ist jedoch limitiert; für den Zellersatz eines infarzierten humanen Herzens müssen zukünftig angemessene Ausbeuten erzielt werden. Zudem werden verschiedene klinische Anwendungen die Generierung von spezifischen kardialen Zelltypen notwendig machen [298]. Dafür ist jedoch ein fundamentales Verständnis der molekularen Differenzierungsprozesse im komplexen Netzwerk von Schlüsselregulatoren der kardiovaskulären Entwicklung erforderlich [219, 223, 299-301]. Das Ziel wäre, zukünftig durch externe Stimulation - und ohne genetische Manipulation - die gezielte Entwicklung von spezifischen Kardiomyozyten zu induzieren [302]. Dafür muss jedoch jeder an der Kardiogenese beteiligte Faktor sorgfältig untersucht werden und in das komplexe Signalnetzwerk eingeordnet werden.

Unsere Arbeitsgruppe konnte kürzlich zeigen, dass MesP1 nicht nur ein notwendiger Bestandteil während der Kardiovaskulogenese ist sondern auch den ersten bekannten Faktor darstellt, der hinreichend ist, um die Kardiovaskulogenese in pluripotenten Zellen zu induzieren [220]. Frühe kardiovaskuläre Vorläuferzellen könnten wichtig werden für höchst innovative Ansätze wie z.B. der Wiederbesiedelung dezellularisierter Herzen mit dem Ziel der Rekonstruktion des gesamten Myokards inklusive des Gefäßsystems [298]. Dagegen ist davon auszugehen, dass direkte Zelltransplantationen in die Infarktregion eher von der Verfügbarkeit spezifisch ventrikulärer Zellen

IV. DISKUSSION

abhängen werden, um z.b. eine Infarktnarbe 🏥 reparieren zu können. In dieser Arbeit wurde untersucht, ob 🏥 - Programmierug mit dem Ziel einer hohen Anreicherung bestimmter Zelltypen durch die Überexpression von verschiedenen frühen kardialen Transkriptionsfaktoren, wie in dieser Arbeit Nkx2.5, in pluripotenten Stammzellen möglich ist.

IV.2 PLURIPOTENTER STAMMZELLEN ZU VERSCHIEDENEN KARDIOVASKULÄREN SUBTYPEN

Um die Funktionen von Nkx2.5 mit denen von MesP1 in der Kardiogenese zu vergleichen, wurde der Faktor, analog zu der vorherigen Arbeit mit MesP1, in murinen ES-Zellen überexprimiert und die daraus folgenden Effekte während der ES-Zell-Entwicklung untersucht. Da Nkx2.5 ein hochkonservierter Transkriptionsfaktor während der Kardiogenese ist, wurde dabei für einen spezifischen Nachweis in der murinen ES-Zellkultur die humane Nkx2.5-cDNA transfiziert (s. Bild III-2). Dies würde zudem eine spätere Übertragung des Konstrukts auf das humane ES-Zell-System erleichtern.

IV.2.1 Hierarchie der Faktoren MesP1 und Nkx2.5 in der Kardiogenese

In dem experimentellen Ansatz wurden die Nkx2.5-überexprimierenden Zellen unter LIF-Zugabe kultiviert. Es zeigte sich dabei kein signifikanter Einfluss auf die Expression der Pluripotenz-Marker Oct4, Nanog und Rex-1 in den undifferenzierten Kolonien (s. Bild III-6). Dies entspricht den vorherigen Ergebnissen der MesP1-Überexpression, und zeigt, dass keiner der beiden untersuchten frühen kardialen Faktoren für sich alleine ausreicht, um eine kardiale Stammzelldifferenzierung zu induzieren. Folglich benötigt Nkx2.5, ähnlich zu der MesP1-gestützten Kardiogenese, die initiale Präsenz Mesoderm induzierender Faktoren [220, 303]. Dennoch zeigte sich in den FACS-Analysen für Flk1 (VEGFR-2, KDR), dem frühesten bekannten Oberflächenmarker für laterales Mesoderm, ein Unterschied in der Hierarchie zwischen den beiden Faktoren [241]. Dabei stieg die Flk1 positive Population in MesP1 überexprimierenden Zellen bis zu den Tagen 4 - 6 der Differenzierung, wenn laterales und paraxiales Mesoderm sich entwickelt haben, zuerst nicht signifikant an [220, 242] (s. Bild III-7). Allerdings wurde nach diesem Zeitpunkt die verstärkte kardiovaskuläre Differenzierung in den MesP1-überexprimierenden Klonen durch eine ca. 3-

fach größere Flk1-exprimierende Population deutlich. Daraus ließ sich der Schluss ziehen, dass die MesP1-basierte Kardiogenese auf einer initialen Mesodermbildung beruht [303]. Daraufhin stellte sich die Frage nach der Rolle von Nkx2.5 in der kardiovaskulären Differenzierung im Verhältnis zu MesP1. Dabei zeigte sich bei der Nkx2.5-Überexpression, im Gegensatz zu MesP1, kein verstärktes Auftreten von Flk1-exprimierenden Zellen. Dieses Ergebnis spricht dafür, dass Nkx2.5 alleine nicht ausreicht, um entstehendes Mesoderm zu einem kardiovaskulären Schicksal zu verändern, sondern vielmehr auf die initiale kardiovaskuläre Induktion durch MesP1 angewiesen ist. Tatsächlich fördert Nkx2.5 im Anschluss daran die terminale Differenzierung von vorzugsweise ventrikulären Kardiomyozyten, wie auch in den ausgiebigen elektrophysiologischen Analysen deutlich wurde (s. IV.2.4).

IV.2.2 Verstärkte Kardiogenese *in-vitro*

Die forcierte Nkx2.5-Expression, ähnlich wie zuvor gezeigt mit dem bHLH-Transkriptionsfaktor MesP1, verstärkte die Kardiogenese in murinen ES-Zellen, begleitet von einer ca. fünffach erhöhten Anzahl an sich spontan kontrahierenden Arealen wie auch von einer erhöhten mRNA- und Proteinexpression. Die Nkx2-5-überexprimierenden Klone begannen früher spontan zu schlagen als die vorher bereits beschriebenen MesP1-Klone [220], und die Kontraktionsfläche war insgesamt größer (s. III.3.1). Dieser Hinweis auf eine veränderte ES-Zell-Entwicklung zur Kardiogenese konnte im Folgenden auch auf molekularer Ebene bestätigt werden. Da direkte Downstream-Ziele von Nkx2.5, wie Mef2c [304] und ANF [213] bereits identifiziert sind, wurde in dieser Arbeit die Funktionalität des Überexpressions-Konstrukts in qRT-PCRs nach LIF-Entzug untersucht (s. Bild III-11). In der Tat ließen sich dabei Anstiege der mRNA-Spiegel dieser Gene feststellen (s.Abb 3-11). Zudem sind während der embryonalen Entwicklung stärkere ANF-mRNA-Spiegel in Ventrikeln als in Vorhöfen vorhanden, und das Auftreten einer erhöhten ANF-Expression in adulten Ventrikeln wurde zu einem Marker für die Induktion des embryonalen Gen-Programms bei der ventrikulären Hypertrophie etabliert [305]. Somit bestätigen die Ergebnisse der vorliegenden Arbeit eine verstärkte ventrikuläre Differenzierung in der ES-Zellkultur durch Nkx2.5. Diese verstärkte kardiale Entwicklung spiegelte sich auch zu einem späteren Zeitpunkt auf Protein-Ebene wieder: Zellen, welche die spezifischen kardialen sarkomerischen Proteine TnI und kardiales MLC-1 (s. Bild III-13) exprimieren, waren in den durchgeführten FACS-Analysen drei- bis vierfach erhöht.

IV. DISKUSSION

Dies spricht dafür, dass die Kardiogenese spezifisch sowohl durch Nkx2.5 als auch durch MesP1-Überexpression induziert wurde. Die Spezifität der kardiogenetischen Effekte wurde weiterhin in der Anzahl an α-Aktinin-exprimierenden Zellen deutlich, welches sowohl in Kardiomyozyten als auch in skelettalen Myozyten vorhanden ist: Diese waren nämlich nur zweifach erhöht (s. Bild III-12). Somit übersteigen die Ergebnisse für Nkx2.5 wie auch für MesP1 deutlich Daten aus in der Vergangenheit durchgeführten *in-vitro*-Experimenten zur Vermehrung von Herzmuskelzellen in der ES-Zell-Kultur, in denen die Ausbeute 2 - 3-fach gesteigert wurde, etwa durch Behandlung mit Retinsäure [306], Stickoxid und einer induzierbaren NO-Synthase [307] als auch durch Ausschalten von RBP-J, einem Downstream-Element im Notch-Pathway [308]. Dennoch wurde durch Nkx2.5, im Gegensatz zu vorherigen Ergebnissen mit MesP1 als Schlüssel für die kardiovaskuläre Vorwärts-Programmierung [220], kein Anstieg von CD31-exprimierenden Zellen, welche endotheliale Progenitorzellen repräsentieren, verzeichnet (s Bild III-14). Dieser Unterschied zwischen den beiden Transkriptionsfaktoren stimmt mit der Erkenntnis überein, dass MesP1 das Potential besitzt, unter bestimmten Bedingungen in Säugetieren die gesamte kardiovaskulogenetische Zellpopulation selbst zu induzieren [220, 235, 238-240, 293]. Die MesP1-Überexpression stimuliert die Induktion der Progenitorzellen bereits zu einem Zeitpunkt, an dem die Kardiogenese und Angiogenese noch gemeinsam und nicht wie in späteren Zeitpunkten der Entwicklungsphasen unabhängig voneinander verläuft [309]. Auf der anderen Seite wird Nkx2.5 vornehmlich in Zellen exprimiert, welche zum Myokard beitragen [248, 261] (s. I.4.2.2).

Erweitert werden die Beobachtungen durch im Anschluss an diese Arbeit durchgeführte Untersuchungen, in denen die potentiell divergenten Effekte von Nkx2.5 verglichen zu MesP1 auf die Induktion des zweiten bzw. ersten Herzfeldes analysiert wurden [291]. Dabei wurden als Marker für das zweite vs. dem ersten Herzfeld, die mRNA-Expression von Isl1 und Tbx20 [211, 310] bzw. Tbx5 [311] analysiert. Diese waren sowohl in Nkx2.5- als auch in MesP1-Klonen signifikant erhöht. Ferner wurde die epikardiale Induktion analysiert: Als epikardiale Marker wurden die Tbx18- und Wt1-mRNA analysiert, welche beide in Nkx2.5- und MesP1-Klonen erhöht waren [312, 313]. Bei MesP1 stehen diese Ergebnisse im Einklang mit der Schlüsselrolle in der Induktion der gesamten kardiovaskulogenetischen Population [220, 235, 238-240, 293, 314, 315]. Ebenso wird Nkx2.5 in den frühen kardialen Zellen des ersten und zweiten Herzfeldes exprimiert [205, 257, 258]. Dadurch tragen Nkx2.5-

exprimierende Progenitorzellen durch Wt1- und Tbx18-Expression auch zu dem Proepikard bei, wohingegen Nkx2.5-Knockouts sich in abnormaler proepikardialer Entwicklung und verminderter Wt1-Expression äußern [313]. Interessanterweise waren die Tbx2-mRNA-Level in den Nkx2.5-Zellen, verglichen mit den Kontrollzellen, vermindert, während sie in MesP1-Zellen erhöht waren. Dies erklärt sich durch die Tatsache, dass Tbx2 die terminale Differenzierung zu Ventrikel-Myokardzellen unterdrückt, wie im Maus- und Zebrafischmodell gezeigt werden konnte [316, 317]. Folglich zeigt sich die verstärkte Nkx2.5-basierte ventrikuläre Differenzierung in einer reduzierten Tbx2-Expression.

IV.2.3 Funktionalität der Nkx2.5-programmierten Zellen

Um des weiteren die Funktionalität der generierten Zellen und somit die Tauglichkeit
in der vorliegenden Arbeit die Nkx2.5- und MesP1-abgeleiteten transgenen Kardiomyozyten mit Kontrollzellen patch clamp"-Methode
-Dichtemessungen elektrophysiologisch verglichen. In Vorarbeiten konnte bereits gezeigt werden, dass die MesP1-Überexpression das Potential, alle beschriebenen Typen an funktionellen Kardiomyozyten aus EBs hervorzubringen, nicht behindert [107, 220, 243]. Dasselbe gilt für Ansätze von Nkx2.5-Klonen, für welche ebenfalls ventrikel-, vorhof- und SA/AV (Pacemaker)-artige sowie intermediäre Zellen in „Patch-Clamp"-Analysen gefunden werden konnten (s. Tabelle 1). Essentiell war, dass die korrekte kardiomyozytäre Entwicklung dabei nicht beeinträchtigt war. Vielmehr unterschieden sich die generierten Aktionspotentiale und die pharmakologischen Antworten auf Isoprenalin und Carbachol der verschiedenen Zelltypen nicht
Zellen und den Kontrollzellen (s. Bild III-15). Diese Ergebnisse spiegelten sich auch in den normalen Expressionsmuster sarkomerer Strukturen und normaler interzellulärer Verbindungen unter dem konfokalen Mikroskop nach immunhistochemischen Färbungen wieder (s. Bild III-10). Dies bestätigt eine normale kardiale Entwicklung der programmierten Zellen, ohne durch die genetische Manipulation bedingten Funktionseinbußen.

IV. DISKUSSION

IV.2.4 Gezielte Differenzierung zu verschiedenen kardiovaskulären Subtypen

Das Hauptaugenmerk dieser Arbeit zeigte sich jedoch in den umfangreichen elektrophysiologischen Untersuchungen: Die quantitative Verteilung der verschiedenen Zellsubtypen in Nkx2.5- gegenüber MesP1-programmierten Zellen war stark unterschiedlich (s. Tabelle 1). Anhand bestimmter Eigenschaften der generierten Aktionspotentiale wie DDR, MDP und AP-Dauer sowie den Reaktionen auf pharmakologische Stimuli konnten die untersuchten Zellen der programmierten Nkx2.5- und MesP1-Klone sowie die Kontrollen den unterschiedlichen kardiomyozytären Subtypen zugeordnet werden. Es zeigte sich dabei anhand dieser Messungen, dass Nkx2.5 über 75 % nahezu terminal differenzierte Kardiomyozyten hervor brachte, während MesP1 die Entstehung von frühen/intermediären Kardiomyozyten förderte (s. Bild III-15). Die Kontrollen bewegten sich dabei in der Mitte. Das Überwiegen dieser frühen/intermediären Kardiomyozyten, welche typisch sind für sich entwickelnde murine embryonale Kardiomyozyten am Tag 9 - 12 p.c., begründet auch die zeitlich robustere Aufrechterhaltung der spontan kontrahierenden Foci in den MesP1-programmierten Zellen (s. III.3.1). Das Vorherrschen der ventrikulären Zelltypen in den Nkx2.5-programmierten Zellen steht im Einklang mit den vorherigen Befunden auf mRNA- und Proteinebene. Unter diesem Gesichtspunkt zeigt die hier vorliegende Arbeit ein *p* -of-*p* der kardiovaskulären Subtyp-spezifischen Programmierung pluripotenter Stammzellen hin zu einem kardiovaskulären Schicksal durch die Überexpression von verschiedenen frühen kardialen Transkriptionsfaktoren, ohne die Funktionalität der entstehenden Kardiomyozyten zu beeinträchtigen. Es ist somit prinzipiell möglich, hohe Ausbeuten an spezifischen Kardiomyozytensubpopulationen (z. B. ventrikuläre und atriale Zellen sowie Zellen des Reizbildungs- und Reizleitungssystems) anstatt von Mischpopulationen hervorzubringen, aus denen im Rahmen des Tissue Engineering dann künstliches Herzgewebe produziert werden könnte. Zudem bestätigt die Zusammenschau der hier vorliegenden Daten die hochkonservierte molekulare Hierarchie der frühen kardiovaskulären Spezifizierung in Vertebraten, welche durch MesP1 initiiert wird und später untergeordnete Schlüsselfaktoren wie Nkx2.5 einbezieht [220, 314, 315]. Wesentliche Teile dieser Arbeit wurden bereits publiziert [291]. Die Erschließung der an dem komplizierten Signalnetzwerk der Kardiogenese beteiligten Faktoren besitzt größte Wichtigkeit für das Feld der regenerativen Medizin, aktuell ein wichtiges Gebiet in der Wissenschaft und medizinischen Forschung [294]. Schließlich könnte diese Vorgehensweise helfen, die existierenden Hürden der kardiovaskulären Differenzierung von nativen adulten multipotenten Stammzellen zu überwinden.

IV.3 AUSBLICK

IV.3.1 Herstellung verschiedener spezifischer kardiovaskulärer Subtypen

Es wäre von großem Interesse, diesen Ansatz des Forward Programming wie hier beschrieben für Nkx2.5 und MesP1, auf andere Transkriptionsfaktoren der Kardiogenese zu übertragen. Eine Möglichkeit wäre z.b. die Generierung von Schrittmacherzellen durch die Überexpression des Faktors Tbx3, welcher im Reizleitungssystem inklusive den sinuatrialen und atrioventrikulären Knoten exprimiert wird [318, 319]. Es wäre somit möglich, gezielt Reizleitungsgewebe herzustellen, um Defekte wie den kompletten atrioventrikulären Block zu therapieren. Die Möglichkeit der Herstellung des erwünschten kardialen Zelltypen für gezielte Transplantationszwecke wäre eine Voraussetzung für eine Zelltherapie ohne Arrhythmogenität.

IV.3.2 Übertragung auf das humane System

Da Nkx2.5 ein hochkonservierter Transkriptionsfaktor während der Kardiogenese ist, wurde in der vorliegenden Arbeit für einen spezifischen Nachweis in der murinen ES-Zellkultur die humane Nkx2.5-cDNA transfiziert. Es bestehen jedoch unter vielen biologischen Aspekten wesentliche Unterschiede zwischen humanen und murinen embryonalen Stammzellen, so dass ein direkter Vergleich zwischen den beiden Systemen schwierig ist [93, 320]. Ein weiterer Schritt in Richtung der späteren möglichen klinischen Relevanz wäre die Übertragung des in dieser Arbeit vorgestellten Konstruktes auf humane ES-Zellen. Auch im Hinblick auf die in der Literatur beschriebenen Transplantationsstudien bestehen noch neue Herausforderungen: Die meisten Studien an pluripotenten Zellen wurden bisher lediglich im Kleintiermodell durchgeführt. Der nächste Schritt vor einer klinischen Anwendung wäre eine Erprobung humanen Gewebes im Großtiermodell, um die Effektivität und Sicherheit dieser Methode zu überprüfen. Es bestehen wichtige Unterschiede zwischen dem humanen und dem murinen kardiovaskulären System, u.a. Parameter wie die Herzfrequenz, dem Sauerstoffverbrauch, den Eigenschaften der Koronararterien und den Reaktionen auf

IV. DISKUSSION 91

neurohumorale Regulationsmechanismen [321]. Bis jetzt gab es in den präklinischen Studien weder Anzeichen für Arrhythmogenität noch für eine erhöhte Mortalität. Da die Studien aber bisher im Nagermodell durchgeführt wurden, besteht die Möglichkeit, dass die hohen Herzfrequenzen eventuelle Arrhythmien nur maskieren. Es wurden bereits elegante elektrophysiologische [37, 322] und optische [323, 324] Methoden entwickelt, um zu untersuchen, ob die implantierten Zellen wirklich in der Systole aktiviert werden. Schließlich würde dann, vor dem Hintergrund des Mangels an therapeutischen Optionen für Millionen von Patienten mit einer terminalen Herzinsuffizienz, die klinische Testung erfolgen.

IV.3.3 Übertragung des Ansatzes auf andere ethisch unbedenkliche pluripotente Zellen ohne genetische Manipulation

Die bahnbrechende Entdeckung der IPS-Zellen und neue Methoden der Gewinnung dieser patientenspezifischen Zellen mit Umgehung einer genetischen Manipulation eröffnen neue Möglichkeiten der regenerativen Therapie ohne die immunologischen und ethischen Probleme der hES-Zellen. Jüngste Fortschritte zeigen den Nutzen von adenoviralen und plasmidgesteuerten Transfektionen [184, 185] oder § - Transpositionssystemen [325, 326]. e-setzt werden, um die Effizienz der Generierung der ips-Zelllinien mit Hilfe von nur 2 Transkriptionsfaktoren (Oct4/Sox2 oder Oct4/Klf4) zu erhöhen [186, 188]. Zhou et al. waren die ersten, die zeigten, dass somatische Zellen durch den direkten Einsatz von rekombinanten Proteinen in pluripotente Stammzellen reprogrammiert werden können [189]. Diese Proteintransfektion bringt im Gegensatz zu vorherigen Strategien der ips-Gewinnung enorme Vorteile für das Tissue Engineering mit sich. Erstens wird die Gefahr einer Modifikation des Genoms der Zielzelle durch exogene genetische Sequenzen effektiv eliminiert, womit sicherere iPS-Zellen entstehen. Zweitens ist die Protein-Transfektion effizienter als die bisherigen Methoden. Schließlich können *ex-vivo* potentiell eine unendlich große Anzahl an humanen Kardiomyozyten für die Transplantation hervor gebracht werden. Zukünftig wird es von größtem Interesse sein, den in der hier vorliegenden Arbeit vorgestellten Ansatz des Forward Programming für die verschiedenen Typen von nativen oder induzierten pluripotenten Stammzellen [54-57, 59-65] zu verwenden. In einem etwas modifizierten Vorgehen könnten exogene Zellen wie z.B. Hautfibroblasten zu frühen mesodermalen oder kardiovaskulären Progenitorzellen reprogrammiert werden. Diese könnten anschließend durch forcierte Expression eines Transkriptionsfaktors zu den gewünschten Zelltypen differenziert werden. Dieses Vorgehen könnte es schließlich ermöglichen, für jeden Patienten aus autologen Zellen gezielt und kontaminationsfrei genetisch unveränderte Zellen und so maßgeschneidertes Herzgewebe herzustellen - eine essentielle Voraussetzung für die Vision vom nachwachsenden Herzen.

V. ZUSAMMENFASSUNG

Herzversagen stellt die häufigste Krankheits- und Todesursache in der westlichen Welt dar. Der Mangel an Spenderorganen für die Herztransplantation und die existierende pharmakologische Therapie, welche nicht imstande ist, den Prozess der fortgeschrittenen Herzinsuffizienz umzukehren, führten in der letzten Dekade zu intensiver Forschung über stammzellbasierte Therapie und „Tissue Engineering" als alternative Behandlungsmethoden kardiovaskulärer Leiden. Embryonale Stammzellen oder andere erst kürzlich beschriebene pluripotente Stammzellen, welche den wichtigen Vorteil der fehlenden ethischen und immunologischen Problematiken haben, stellen dabei neue Hoffnungsträger für eine baldige regenerative Therapie degenerativer Herzkreislauferkrankungen dar.

Trotz bedeutender Fortschritte auf dem Feld der Stammzell-basierten Therapien müssen vor einem klinischen Einsatz noch zahlreiche Probleme gelöst werden. Neben immunologischen Problematiken und der Gefahr der Teratombildung ist das proliferative Potential von Stammzell-derivierten Kardiomyozyten limitiert. Für therapeutische Anwendungen müssen jedoch angemessene Ausbeuten erzielt werden. Zudem wird langfristig die Generierung spezifischer kardiovaskulärer Zellsubtypen für verschiedene klinische Anwendungen erforderlich sein. Während frühe kardiovaskuläre Vorläuferzellen wichtig sein könnten für innovative Ansätze wie den Ersatz von untergegangenem Myokard inklusive der Gefäße, wird die direkte Zelltransplantation eher ventrikuläre Zellen benötigen. Unsere Arbeitsgruppe konnte kürzlich zeigen, dass der frühe mesodermale Transkriptionsfaktor MesP1 nicht nur ein notwendiger Bestandteil während der Kardiovaskulogenese ist sondern auch der erste bekannte Faktor, der hinreichend ist, um die ektope Kardiovaskulogenese in pluripotenten Zellen zu induzieren. Folglich stellte sich die Frage, ob es mit dem Transkriptionsfaktor Nkx2.5, der eine essentielle Rolle in der Spezifizierung und Reifung der ventrikulären Kardiomyozyten spielt, möglich wäre, spezifische ventrikuläre Zellen zu induzieren.

Vor diesem Hintergrund wurden in der hier vorliegenden Arbeit die Effekte der forcierten Expression des Transkriptionsfaktors Nkx2.5 mit denen von MesP1 auf die ES-Zell-Entwicklung verglichen. Mithilfe eines dafür entworfenen Vektors wurde der Faktor Nkx2.5 in stabil transfizierten, murinen ES-Zellen überexprimiert und anschließend dessen induktive Wirkung auf die Kardiovaskulogenese während der ES-Zell-Differenzierung auf molekularer wie auch auf zellulärer Ebene analysiert. Es zeigte sich dabei, dass die forcierte Nkx2.5-Expression, ähnlich wie zuvor gezeigt mit dem Faktor MesP1, ausreichend ist, um die Kardiogenese in ES-Zellen zu induzieren. Neben einer bis zu fünffach erhöhten Anzahl an sich spontan kontrahierenden Arealen in der Zellkulturschale kam es auch zu einer vermehrten mRNA-Expression kardialer Zielgene von Nkx2.5. Diese verstärkte kardiale Entwicklung spiegelte sich auch zu einem späteren Zeitpunkt der Differenzierung auf Protein-Ebene wieder. Im Gegensatz zu MesP1 kam es dabei aber zu keinem Anstieg der endothelialen Linie im kardiovaskulären Mesoderm. Die Funktionalität der amplifizierten Kardiomyozyten bezüglich Kontraktionsfrequenz und Reagibilität auf pharmakologische Reize blieb dabei unverändert erhalten. Umfangreiche elektrophysiologische Untersuchungen zeigten alle Subtypen von kardialen ES-Zell-Differenzierungsstadien in Nkx2.5- und MesP1-programmierten ES-Zellderivaten, aber es zeigten sich wichtige und signifikante Unterschiede in der Verteilung der Kardiomyozytenpopulationen: MesP1 führte vor allem zum Auftreten von Kardiomyozyten vom frühen/intermediären Typ, während Nkx2.5 über 75 % differenzierte ventrikuläre Zellen hervorbrachte. Kontrollzellen bewegten sich zwischen diesen Extremen.

Zusammenfassend zeigt die hier vorliegende Arbeit erstmals die prinzipielle Machbarkeit einer kardiovaskulären Subtyp-spezifischen Programmierung pluripotenter Stammzellen ohne Beeinträchtigung ihrer Funktionalität. Dies ist ein wichtiger Schritt in Richtung einer gezielten Zelltherapie kardiovaskulärer Erkrankungen. Zudem bestätigt die Zusammenschau der Ergebnisse, dass die kardiovaskuläre Differenzierung durch MesP1 eingeleitet wird und die Spezifizierung zu verschiedenen kardialen Subpopulationen durch weitere untergeordnete Faktoren wie Nkx2.5 übernommen wird.

VI. QUELLENANGABEN

1. Lloyd-Jones, D., et al., *Heart disease and stroke statistics--2009 update: a report from the American Heart Association Statistics Committee and Stroke Statistics Subcommittee.* Circulation, 2009. **119**(3): p. e21-181.
2. *Herz-/Kreislauferkrankungen sind die häufigste Todesursache.* DESTATIS. **Pressemitteilung Nr. 344 vom 15. September 2009.**
3. Lowel, H., et al., *The population-based acute myocardial infarction (AMI) registry of the MONICA/KORA study region of Augsburg.* Gesundheitswesen, 2005. **67 Suppl 1**: p. S31-7.
4. Fox, K.A., et al., *Decline in rates of death and heart failure in acute coronary syndromes, 1999-2006.* Jama, 2007. **297**(17): p. 1892-900.
5. Collins, S.D., R. Baffour, and R. Waksman, *Cell therapy in myocardial infarction.* Cardiovasc Revasc Med, 2007. **8**(1): p. 43-51.
6. Lloyd-Jones, D.M., *The risk of congestive heart failure: sobering lessons from the Framingham Heart Study.* Curr Cardiol Rep, 2001. **3**(3): p. 184-90.
7. Jessup, M. and S. Brozena, *Heart failure.* N Engl J Med, 2003. **348**(20): p. 2007-18.
8. Zimmermann, W.H., *[Heart tissue from embryonic stem cells.].* Bundesgesundheitsblatt Gesundheitsforschung Gesundheitsschutz, 2008.
9. Oberpriller, J.O. and J.C. Oberpriller, *Response of the adult newt ventricle to injury.* J Exp Zool, 1974. **187**(2): p. 249-53.
10. Segers, V.F. and R.T. Lee, *Stem-cell therapy for cardiac disease.* Nature, 2008. **451**(7181): p. 937-42.
11. Poss, K.D., L.G. Wilson, and M.T. Keating, *Heart regeneration in zebrafish.* Science, 2002. **298**(5601): p. 2188-90.
12. Nir, S.G., et al., *Human embryonic stem cells for cardiovascular repair.* Cardiovasc Res, 2003. **58**(2): p. 313-23.
13. Arie Oosterlee, A.R., *Annual report 2007.* Eurotransplant International Foundation Leiden, 2007. **ISBN-13: 978-90-71658-27-3.**
14. Laflamme, M.A. and C.E. Murry, *Regenerating the heart.* Nat Biotechnol, 2005. **23**(7): p. 845-56.
15. Leri, A., J. Kajstura, and P. Anversa, *Cardiac stem cells and mechanisms of myocardial regeneration.* Physiol Rev, 2005. **85**(4): p. 1373-416.
16. Rossant, J., *Stem cells and early lineage development.* Cell, 2008. **132**(4): p. 527-31.
17. Greber, B. and H. Scholer, *[A breakthrough in stem cell research? Reprogramming somatic cells into pluripotent stem cells.].* Bundesgesundheitsblatt Gesundheitsforschung Gesundheitsschutz, 2008. **51**(9): p. 1005-13.
18. Murry, C.E., L.J. Field, and P. Menasche, *Cell-based cardiac repair: reflections at the 10-year point.* Circulation, 2005. **112**(20): p. 3174-83.
19. Beltrami, A.P., et al., *Adult cardiac stem cells are multipotent and support myocardial regeneration.* Cell, 2003. **114**(6): p. 763-76.
20. Anversa, P., et al., *Concise review: stem cells, myocardial regeneration, and methodological artifacts.* Stem Cells, 2007. **25**(3): p. 589-601.
21. Dimmeler, S., A.M. Zeiher, and M.D. Schneider, *Unchain my heart: the scientific foundations of cardiac repair.* J Clin Invest, 2005. **115**(3): p. 572-83.
22. Oh, H., et al., *Cardiac progenitor cells from adult myocardium: homing, differentiation, and fusion after infarction.* Proc Natl Acad Sci U S A, 2003. **100**(21): p. 12313-8.

23. Quaini, F., et al., *Chimerism of the transplanted heart.* N Engl J Med, 2002. **346**(1): p. 5-15.
24. Hsieh, P.C., et al., *Evidence from a genetic fate-mapping study that stem cells refresh adult mammalian cardiomyocytes after injury.* Nat Med, 2007. **13**(8): p. 970-4.
25. Bergmann, O., et al., *Evidence for cardiomyocyte renewal in humans.* Science, 2009. **324**(5923): p. 98-102.
26. Rubart, M. and L.J. Field, *Cardiac regeneration: repopulating the heart.* Annu Rev Physiol, 2006. **68**: p. 29-49.
27. Jawad, H., et al., *Myocardial tissue engineering: a review.* J Tissue Eng Regen Med, 2007. **1**(5): p. 327-42.
28. Masuda, S., et al., *Cell sheet engineering for heart tissue repair.* Adv Drug Deliv Rev, 2008. **60**(2): p. 277-85.
29. Franchini, J.L., et al., *Novel tissue engineered tubular heart tissue for in vitro pharmaceutical toxicity testing.* Microsc Microanal, 2007. **13**(4): p. 267-71.
30. Laflamme, M.A., et al., *Cell-based therapy for myocardial ischemia and infarction: pathophysiological mechanisms.* Annu Rev Pathol, 2007. **2**: p. 307-39.
31. Rosenzweig, A., *Cardiac cell therapy--mixed results from mixed cells.* N Engl J Med, 2006. **355**(12): p. 1274-7.
32. Orlic, D., et al., *Mobilized bone marrow cells repair the infarcted heart, improving function and survival.* Proc Natl Acad Sci U S A, 2001. **98**(18): p. 10344-9.
33. Toma, C., et al., *Human mesenchymal stem cells differentiate to a cardiomyocyte phenotype in the adult murine heart.* Circulation, 2002. **105**(1): p. 93-8.
34. Balsam, L.B., et al., *Haematopoietic stem cells adopt mature haematopoietic fates in ischaemic myocardium.* Nature, 2004. **428**(6983): p. 668-73.
35. Murry, C.E., et al., *Haematopoietic stem cells do not transdifferentiate into cardiac myocytes in myocardial infarcts.* Nature, 2004. **428**(6983): p. 664-8.
36. Vieyra, D.S., K.A. Jackson, and M.A. Goodell, *Plasticity and tissue regenerative potential of bone marrow-derived cells.* Stem Cell Rev, 2005. **1**(1): p. 65-9.
37. Leobon, B., et al., *Myoblasts transplanted into rat infarcted myocardium are functionally isolated from their host.* Proc Natl Acad Sci U S A, 2003. **100**(13): p. 7808-11.
38. Menasche, P., *Skeletal myoblasts as a therapeutic agent.* Prog Cardiovasc Dis, 2007. **50**(1): p. 7-17.
39. Murry, C.E., et al., *Skeletal myoblast transplantation for repair of myocardial necrosis.* J Clin Invest, 1996. **98**(11): p. 2512-23.
40. Reinecke, H., et al., *Evidence for fusion between cardiac and skeletal muscle cells.* Circ Res, 2004. **94**(6): p. e56-60.
41. Barile, L., et al., *Cardiac stem cells: isolation, expansion and experimental use for myocardial regeneration.* Nat Clin Pract Cardiovasc Med, 2007. **4 Suppl 1**: p. S9-S14.
42. Bearzi, C., et al., *Human cardiac stem cells.* Proc Natl Acad Sci U S A, 2007. **104**(35): p. 14068-73.
43. Smith, R.R., et al., *Regenerative potential of cardiosphere-derived cells expanded from percutaneous endomyocardial biopsy specimens.* Circulation, 2007. **115**(7): p. 896-908.
44. Erbs, S., et al., *Intracoronary administration of circulating blood-derived progenitor cells after recanalization of chronic coronary artery occlusion improves endothelial function.* Circ Res, 2006. **98**(5): p. e48.

45. Young, P.P., D.E. Vaughan, and A.K. Hatzopoulos, *Biologic properties of endothelial progenitor cells and their potential for cell therapy.* Prog Cardiovasc Dis, 2007. **49**(6): p. 421-9.
46. Leor, J., et al., *Human embryonic stem cell transplantation to repair the infarcted myocardium.* Heart, 2007. **93**(10): p. 1278-84.
47. Caspi, O., et al., *Transplantation of human embryonic stem cell-derived cardiomyocytes improves myocardial performance in infarcted rat hearts.* J Am Coll Cardiol, 2007. **50**(19): p. 1884-93.
48. Tomescot, A., et al., *Differentiation in vivo of cardiac committed human embryonic stem cells in postmyocardial infarcted rats.* Stem Cells, 2007. **25**(9): p. 2200-5.
49. Hodgson, D.M., et al., *Stable benefit of embryonic stem cell therapy in myocardial infarction.* Am J Physiol Heart Circ Physiol, 2004. **287**(2): p. H471-9.
50. Swijnenburg, R.J., et al., *Embryonic stem cell immunogenicity increases upon differentiation after transplantation into ischemic myocardium.* Circulation, 2005. **112**(9 Suppl): p. I166-72.
51. Menard, C., et al., *Transplantation of cardiac-committed mouse embryonic stem cells to infarcted sheep myocardium: a preclinical study.* Lancet, 2005. **366**(9490): p. 1005-12.
52. Kehat, I., et al., *Electromechanical integration of cardiomyocytes derived from human embryonic stem cells.* Nat Biotechnol, 2004. **22**(10): p. 1282-9.
53. Laflamme, M.A., et al., *Cardiomyocytes derived from human embryonic stem cells in pro-survival factors enhance function of infarcted rat hearts.* Nat Biotechnol, 2007. **25**(9): p. 1015-24.
54. Takahashi, K., et al., *Induction of pluripotent stem cells from adult human fibroblasts by defined factors.* Cell, 2007. **131**(5): p. 861-72.
55. Aoi, T., et al., *Generation of Pluripotent Stem Cells from Adult Mouse Liver and Stomach Cells.* Science, 2008.
56. Meissner, A., M. Wernig, and R. Jaenisch, *Direct reprogramming of genetically unmodified fibroblasts into pluripotent stem cells.* Nat Biotechnol, 2007. **25**(10): p. 1177-81.
57. Takahashi, K. and S. Yamanaka, *Induction of pluripotent stem cells from mouse embryonic and adult fibroblast cultures by defined factors.* Cell, 2006. **126**(4): p. 663-76.
58. Takahashi, K., et al., *Induction of pluripotent stem cells from fibroblast cultures.* Nat Protoc, 2007. **2**(12): p. 3081-9.
59. Nakagawa, M., et al., *Generation of induced pluripotent stem cells without Myc from mouse and human fibroblasts.* Nat Biotechnol, 2008. **26**(1): p. 101-6.
60. Guan, K., et al., *Pluripotency of spermatogonial stem cells from adult mouse testis.* Nature, 2006. **440**(7088): p. 1199-203.
61. Kossack, N., et al., *Isolation and characterization of pluripotent human spermatogonial stem cell-derived cells.* Stem Cells, 2009. **27**(1): p. 138-49.
62. Mai, Q., et al., *Derivation of human embryonic stem cell lines from parthenogenetic blastocysts.* Cell Res, 2007. **17**(12): p. 1008-19.
63. Xing, F., et al., *Parthenogenetic embryonic stem cells derived from cryopreserved newborn mouse ovaries: a new approach to autologous stem cell therapy.* Fertil Steril, 2009. **91**(4): p. 1238-44.
64. De Sousa, P.A. and I. Wilmut, *Human parthenogenetic embryo stem cells: appreciating what you have when you have it.* Cell Stem Cell, 2007. **1**(3): p. 243-4.

65. Shao, H., et al., *Generation and characterization of mouse parthenogenetic embryonic stem cells containing genomes from non-growing and fully grown oocytes.* Cell Biol Int, 2007. **31**(11): p. 1336-44.
66. Janssens, S., et al., *Autologous bone marrow-derived stem-cell transfer in patients with ST-segment elevation myocardial infarction: double-blind, randomised controlled trial.* Lancet, 2006. **367**(9505): p. 113-21.
67. Meyer, G.P., et al., *Intracoronary bone marrow cell transfer after myocardial infarction: eighteen months' follow-up data from the randomized, controlled BOOST (BOne marrOw transfer to enhance ST-elevation infarct regeneration) trial.* Circulation, 2006. **113**(10): p. 1287-94.
68. Schachinger, V., et al., *Intracoronary bone marrow-derived progenitor cells in acute myocardial infarction.* N Engl J Med, 2006. **355**(12): p. 1210-21.
69. Abdel-Latif, A., et al., *Adult bone marrow-derived cells for cardiac repair: a systematic review and meta-analysis.* Arch Intern Med, 2007. **167**(10): p. 989-97.
70. Lipinski, M.J., et al., *Impact of intracoronary cell therapy on left ventricular function in the setting of acute myocardial infarction: a collaborative systematic review and meta-analysis of controlled clinical trials.* J Am Coll Cardiol, 2007. **50**(18): p. 1761-7.
71. Habib, M., O. Caspi, and L. Gepstein, *Human embryonic stem cells for cardiomyogenesis.* J Mol Cell Cardiol, 2008.
72. Menasche, P., et al., *The Myoblast Autologous Grafting in Ischemic Cardiomyopathy (MAGIC) trial: first randomized placebo-controlled study of myoblast transplantation.* Circulation, 2008. **117**(9): p. 1189-200.
73. Passier, R., L.W. van Laake, and C.L. Mummery, *Stem-cell-based therapy and lessons from the heart.* Nature, 2008. **453**(7193): p. 322-9.
74. Reinecke, H., V. Poppa, and C.E. Murry, *Skeletal muscle stem cells do not transdifferentiate into cardiomyocytes after cardiac grafting.* J Mol Cell Cardiol, 2002. **34**(2): p. 241-9.
75. Nygren, J.M., et al., *Bone marrow-derived hematopoietic cells generate cardiomyocytes at a low frequency through cell fusion, but not transdifferentiation.* Nat Med, 2004. **10**(5): p. 494-501.
76. Limbourg, F.P., et al., *Haematopoietic stem cells improve cardiac function after infarction without permanent cardiac engraftment.* Eur J Heart Fail, 2005. **7**(5): p. 722-9.
77. Deindl, E., et al., *G-CSF administration after myocardial infarction in mice attenuates late ischemic cardiomyopathy by enhanced arteriogenesis.* Faseb J, 2006. **20**(7): p. 956-8.
78. Uemura, R., et al., *Bone marrow stem cells prevent left ventricular remodeling of ischemic heart through paracrine signaling.* Circ Res, 2006. **98**(11): p. 1414-21.
79. Zhu, W.Z., et al., *Human embryonic stem cells and cardiac repair.* Transplant Rev (Orlando), 2008.
80. Lam, J.T., A. Moretti, and K.L. Laugwitz, *Multipotent progenitor cells in regenerative cardiovascular medicine.* Pediatr Cardiol, 2009. **30**(5): p. 690-8.
81. Laugwitz, K.L., et al., *Postnatal isl1+ cardioblasts enter fully differentiated cardiomyocyte lineages.* Nature, 2005. **433**(7026): p. 647-53.
82. Leor, J., et al., *Transplantation of fetal myocardial tissue into the infarcted myocardium of rat. A potential method for repair of infarcted myocardium?* Circulation, 1996. **94**(9 Suppl): p. II332-6.

83. Garry, D.J. and E.N. Olson, *A common progenitor at the heart of development.* Cell, 2006. **127**(6): p. 1101-4.
84. Evans, M.J. and M.H. Kaufman, *Establishment in culture of pluripotential cells from mouse embryos.* Nature, 1981. **292**(5819): p. 154-6.
85. Martin, G.R., *Isolation of a pluripotent cell line from early mouse embryos cultured in medium conditioned by teratocarcinoma stem cells.* Proc Natl Acad Sci U S A, 1981. **78**(12): p. 7634-8.
86. Graves, K.H. and R.W. Moreadith, *Derivation and characterization of putative pluripotential embryonic stem cells from preimplantation rabbit embryos.* Mol Reprod Dev, 1993. **36**(4): p. 424-33.
87. Iannaccone, P.M., et al., *Pluripotent embryonic stem cells from the rat are capable of producing chimeras.* Dev Biol, 1994. **163**(1): p. 288-92.
88. Thomson, J.A., et al., *Isolation of a primate embryonic stem cell line.* Proc Natl Acad Sci U S A, 1995. **92**(17): p. 7844-8.
89. Wheeler, M.B., *Development and validation of swine embryonic stem cells: a review.* Reprod Fertil Dev, 1994. **6**(5): p. 563-8.
90. Thomson, J.A., et al., *Embryonic stem cell lines derived from human blastocysts.* Science, 1998. **282**(5391): p. 1145-7.
91. Reubinoff, B.E., et al., *Embryonic stem cell lines from human blastocysts: somatic differentiation in vitro.* Nat Biotechnol, 2000. **18**(4): p. 399-404.
92. Groebner, M., R. David, and W.M. Franz, *[Embryonic stem cells. Future perspectives].* Internist (Berl), 2006. **47**(5): p. 502, 504-8.
93. Wobus, A.M. and K.R. Boheler, *Embryonic stem cells: prospects for developmental biology and cell therapy.* Physiol Rev, 2005. **85**(2): p. 635-78.
94. Amit, M. and J. Itskovitz-Eldor, *Sources, derivation, and culture of human embryonic stem cells.* Semin Reprod Med, 2006. **24**(5): p. 298-303.
95. Wang, Q., et al., *Derivation and growing human embryonic stem cells on feeders derived from themselves.* Stem Cells, 2005. **23**(9): p. 1221-7.
96. Furue, M., et al., *Leukemia inhibitory factor as an anti-apoptotic mitogen for pluripotent mouse embryonic stem cells in a serum-free medium without feeder cells.* In Vitro Cell Dev Biol Anim, 2005. **41**(1-2): p. 19-28.
97. Pease, S., et al., *Isolation of embryonic stem (ES) cells in media supplemented with recombinant leukemia inhibitory factor (LIF).* Dev Biol, 1990. **141**(2): p. 344-52.
98. Ludwig, T.E., et al., *Derivation of human embryonic stem cells in defined conditions.* Nat Biotechnol, 2006. **24**(2): p. 185-7.
99. Inzunza, J., et al., *Derivation of human embryonic stem cell lines in serum replacement medium using postnatal human fibroblasts as feeder cells.* Stem Cells, 2005. **23**(4): p. 544-9.
100. Yoo, S.J., et al., *Efficient culture system for human embryonic stem cells using autologous human embryonic stem cell-derived feeder cells.* Exp Mol Med, 2005. **37**(5): p. 399-407.
101. Richards, M., et al., *Human feeders support prolonged undifferentiated growth of human inner cell masses and embryonic stem cells.* Nat Biotechnol, 2002. **20**(9): p. 933-6.
102. Xu, C., et al., *Feeder-free growth of undifferentiated human embryonic stem cells.* Nat Biotechnol, 2001. **19**(10): p. 971-4.
103. Klimanskaya, I., et al., *Human embryonic stem cells derived without feeder cells.* Lancet, 2005. **365**(9471): p. 1636-41.

104. Amit, M., et al., *Clonally derived human embryonic stem cell lines maintain pluripotency and proliferative potential for prolonged periods of culture.* Dev Biol, 2000. **227**(2): p. 271-8.
105. Toyooka, Y., et al., *Embryonic stem cells can form germ cells in vitro.* Proc Natl Acad Sci U S A, 2003. **100**(20): p. 11457-62.
106. Conley, B.J., et al., *Derivation, propagation and differentiation of human embryonic stem cells.* Int J Biochem Cell Biol, 2004. **36**(4): p. 555-67.
107. Maltsev, V.A., et al., *Embryonic stem cells differentiate in vitro into cardiomyocytes representing sinusnodal, atrial and ventricular cell types.* Mech Dev, 1993. **44**(1): p. 41-50.
108. Mummery, C., et al., *Cardiomyocyte differentiation of mouse and human embryonic stem cells.* J Anat, 2002. **200**(Pt 3): p. 233-42.
109. Wobus, A.M., G. Wallukat, and J. Hescheler, *Pluripotent mouse embryonic stem cells are able to differentiate into cardiomyocytes expressing chronotropic responses to adrenergic and cholinergic agents and Ca2+ channel blockers.* Differentiation, 1991. **48**(3): p. 173-82.
110. NIoH, N., *Scientific Progress and Future Research Directions, in Report on Stem Cells.* NIH: Bethesda (USA). 2001.
111. Itskovitz-Eldor, J., et al., *Differentiation of human embryonic stem cells into embryoid bodies compromising the three embryonic germ layers.* Mol Med, 2000. **6**(2): p. 88-95.
112. Bradley, A., et al., *Formation of germ-line chimaeras from embryo-derived teratocarcinoma cell lines.* Nature, 1984. **309**(5965): p. 255-6.
113. Jaenisch, R. and R. Young, *Stem cells, the molecular circuitry of pluripotency and nuclear reprogramming.* Cell, 2008. **132**(4): p. 567-82.
114. Okamoto, K., et al., *A novel octamer binding transcription factor is differentially expressed in mouse embryonic cells.* Cell, 1990. **60**(3): p. 461-72.
115. Mitsui, K., et al., *The homeoprotein Nanog is required for maintenance of pluripotency in mouse epiblast and ES cells.* Cell, 2003. **113**(5): p. 631-42.
116. Rogers, M.B., B.A. Hosler, and L.J. Gudas, *Specific expression of a retinoic acid-regulated, zinc-finger gene, Rex-1, in preimplantation embryos, trophoblast and spermatocytes.* Development, 1991. **113**(3): p. 815-24.
117. Henderson, J.K., et al., *Preimplantation human embryos and embryonic stem cells show comparable expression of stage-specific embryonic antigens.* Stem Cells, 2002. **20**(4): p. 329-37.
118. Surani, M.A., K. Hayashi, and P. Hajkova, *Genetic and epigenetic regulators of pluripotency.* Cell, 2007. **128**(4): p. 747-62.
119. Yamanaka, S., et al., *Pluripotency of embryonic stem cells.* Cell Tissue Res, 2008. **331**(1): p. 5-22.
120. Daheron, L., et al., *LIF/STAT3 signaling fails to maintain self-renewal of human embryonic stem cells.* Stem Cells, 2004. **22**(5): p. 770-8.
121. Xu, R.H., et al., *Basic FGF and suppression of BMP signaling sustain undifferentiated proliferation of human ES cells.* Nat Methods, 2005. **2**(3): p. 185-90.
122. Murry, C.E. and G. Keller, *Differentiation of embryonic stem cells to clinically relevant populations: lessons from embryonic development.* Cell, 2008. **132**(4): p. 661-80.
123. Wernig, M., et al., *Functional integration of embryonic stem cell-derived neurons in vivo.* J Neurosci, 2004. **24**(22): p. 5258-68.
124. Ben-Hur, T., et al., *Transplantation of human embryonic stem cell-derived neural progenitors improves behavioral deficit in Parkinsonian rats.* Stem Cells, 2004. **22**(7): p. 1246-55.

125. Yang, D., et al., *Human embryonic stem cell-derived dopaminergic neurons reverse functional deficit in parkinsonian rats.* Stem Cells, 2008. **26**(1): p. 55-63.
126. Keirstead, H.S., et al., *Human embryonic stem cell-derived oligodendrocyte progenitor cell transplants remyelinate and restore locomotion after spinal cord injury.* J Neurosci, 2005. **25**(19): p. 4694-705.
127. McDonald, J.W. and M.J. Howard, *Repairing the damaged spinal cord: a summary of our early success with embryonic stem cell transplantation and remyelination.* Prog Brain Res, 2002. **137**: p. 299-309.
128. Kroon, E., et al., *Pancreatic endoderm derived from human embryonic stem cells generates glucose-responsive insulin-secreting cells in vivo.* Nat Biotechnol, 2008. **26**(4): p. 443-52.
129. Segev, H., et al., *Differentiation of human embryonic stem cells into insulin-producing clusters.* Stem Cells, 2004. **22**(3): p. 265-74.
130. Leon-Quinto, T., et al., *In vitro directed differentiation of mouse embryonic stem cells into insulin-producing cells.* Diabetologia, 2004. **47**(8): p. 1442-51.
131. Doetschman, T.C., et al., *The in vitro development of blastocyst-derived embryonic stem cell lines: formation of visceral yolk sac, blood islands and myocardium.* J Embryol Exp Morphol, 1985. **87**: p. 27-45.
132. Kehat, I., et al., *Human embryonic stem cells can differentiate into myocytes with structural and functional properties of cardiomyocytes.* J Clin Invest, 2001. **108**(3): p. 407-14.
133. Xu, C., et al., *Characterization and enrichment of cardiomyocytes derived from human embryonic stem cells.* Circ Res, 2002. **91**(6): p. 501-8.
134. He, J.Q., et al., *Human embryonic stem cells develop into multiple types of cardiac myocytes: action potential characterization.* Circ Res, 2003. **93**(1): p. 32-9.
135. Allegrucci, C. and L.E. Young, *Differences between human embryonic stem cell lines.* Hum Reprod Update, 2007. **13**(2): p. 103-20.
136. Hescheler, J., et al., *Embryonic stem cells: a model to study structural and functional properties in cardiomyogenesis.* Cardiovasc Res, 1997. **36**(2): p. 149-62.
137. Lev, S., I. Kehat, and L. Gepstein, *Differentiation pathways in human embryonic stem cell-derived cardiomyocytes.* Ann N Y Acad Sci, 2005. **1047**: p. 50-65.
138. Xu, C., et al., *Human embryonic stem cell-derived cardiomyocytes can be maintained in defined medium without serum.* Stem Cells Dev, 2006. **15**(6): p. 931-41.
139. Snir, M., et al., *Assessment of the ultrastructural and proliferative properties of human embryonic stem cell-derived cardiomyocytes.* Am J Physiol Heart Circ Physiol, 2003. **285**(6): p. H2355-63.
140. Norstrom, A., et al., *Molecular and pharmacological properties of human embryonic stem cell-derived cardiomyocytes.* Exp Biol Med (Maywood), 2006. **231**(11): p. 1753-62.
141. Dai, W., et al., *Survival and maturation of human embryonic stem cell-derived cardiomyocytes in rat hearts.* J Mol Cell Cardiol, 2007. **43**(4): p. 504-16.
142. Cui, L., et al., *Structural differentiation, proliferation, and association of human embryonic stem cell-derived cardiomyocytes in vitro and in their extracardiac tissues.* J Struct Biol, 2007. **158**(3): p. 307-17.

143. Kehat, I., et al., *High-resolution electrophysiological assessment of human embryonic stem cell-derived cardiomyocytes: a novel in vitro model for the study of conduction.* Circ Res, 2002. **91**(8): p. 659-61.
144. Mummery, C., et al., *Differentiation of human embryonic stem cells to cardiomyocytes: role of coculture with visceral endoderm-like cells.* Circulation, 2003. **107**(21): p. 2733-40.
145. Sartiani, L., et al., *Developmental changes in cardiomyocytes differentiated from human embryonic stem cells: a molecular and electrophysiological approach.* Stem Cells, 2007. **25**(5): p. 1136-44.
146. Klug, M.G., et al., *Genetically selected cardiomyocytes from differentiating embronic stem cells form stable intracardiac grafts.* J Clin Invest, 1996. **98**(1): p. 216-24.
147. Kolossov, E., et al., *Engraftment of engineered ES cell-derived cardiomyocytes but not BM cells restores contractile function to the infarcted myocardium.* J Exp Med, 2006. **203**(10): p. 2315-27.
148. Naito, H., et al., *Xenogeneic embryonic stem cell-derived cardiomyocyte transplantation.* Transplant Proc, 2004. **36**(8): p. 2507-8.
149. Min, J.Y., et al., *Long-term improvement of cardiac function in rats after infarction by transplantation of embryonic stem cells.* J Thorac Cardiovasc Surg, 2003. **125**(2): p. 361-9.
150. Huber, I., et al., *Identification and selection of cardiomyocytes during human embryonic stem cell differentiation.* Faseb J, 2007. **21**(10): p. 2551-63.
151. Laflamme, M.A., et al., *Formation of human myocardium in the rat heart from human embryonic stem cells.* Am J Pathol, 2005. **167**(3): p. 663-71.
152. Kofidis, T., et al., *Allopurinol/uricase and ibuprofen enhance engraftment of cardiomyocyte-enriched human embryonic stem cells and improve cardiac function following myocardial injury.* Eur J Cardiothorac Surg, 2006. **29**(1): p. 50-5.
153. van Laake, L.W., et al., *Human embryonic stem cell-derived cardiomyocytes and cardiac repair in rodents.* Circ Res, 2008. **102**(9): p. 1008-10.
154. Xue, T., et al., *Functional integration of electrically active cardiac derivatives from genetically engineered human embryonic stem cells with quiescent recipient ventricular cardiomyocytes: insights into the development of cell-based pacemakers.* Circulation, 2005. **111**(1): p. 11-20.
155. Levenberg, S., et al., *Endothelial potential of human embryonic stem cells.* Blood, 2007. **110**(3): p. 806-14.
156. Ferreira, L.S., et al., *Vascular progenitor cells isolated from human embryonic stem cells give rise to endothelial and smooth muscle like cells and form vascular networks in vivo.* Circ Res, 2007. **101**(3): p. 286-94.
157. Huang, H., et al., *Differentiation of human embryonic stem cells into smooth muscle cells in adherent monolayer culture.* Biochem Biophys Res Commun, 2006. **351**(2): p. 321-7.
158. Xie, C.Q., et al., *A highly efficient method to differentiate smooth muscle cells from human embryonic stem cells.* Arterioscler Thromb Vasc Biol, 2007. **27**(12): p. e311-2.
159. Caspi, O., et al., *Tissue engineering of vascularized cardiac muscle from human embryonic stem cells.* Circ Res, 2007. **100**(2): p. 263-72.
160. Zandstra, P.W., et al., *Scalable production of embryonic stem cell-derived cardiomyocytes.* Tissue Eng, 2003. **9**(4): p. 767-78.

161. Thompson, C.A., et al., *Left ventricular functional recovery with percutaneous, transvascular direct myocardial delivery of bone marrow-derived cells.* J Heart Lung Transplant, 2005. **24**(9): p. 1385-92.
162. Oron, U., et al., *Technical delivery of myogenic cells through an endocardial injection catheter for myocardial cell implantation.* Int J Cardiovasc Intervent, 2000. **3**(4): p. 227-230.
163. Robey, T.E., et al., *Systems approaches to preventing transplanted cell death in cardiac repair.* J Mol Cell Cardiol, 2008.
164. Nussbaum, J., et al., *Transplantation of undifferentiated murine embryonic stem cells in the heart: teratoma formation and immune response.* Faseb J, 2007. **21**(7): p. 1345-57.
165. Puceat, M. and A. Ballis, *Embryonic stem cells: from bench to bedside.* Clin Pharmacol Ther, 2007. **82**(3): p. 337-9.
166. Okita, K., T. Ichisaka, and S. Yamanaka, *Generation of germline-competent induced pluripotent stem cells.* Nature, 2007. **448**(7151): p. 313-7.
167. Wernig, M., et al., *In vitro reprogramming of fibroblasts into a pluripotent ES-cell-like state.* Nature, 2007. **448**(7151): p. 318-24.
168. Yu, J., et al., *Induced pluripotent stem cell lines derived from human somatic cells.* Science, 2007. **318**(5858): p. 1917-20.
169. Cowan, C.A., et al., *Nuclear reprogramming of somatic cells after fusion with human embryonic stem cells.* Science, 2005. **309**(5739): p. 1369-73.
170. Chidgey, A.P., et al., *Tolerance strategies for stem-cell-based therapies.* Nature, 2008. **453**(7193): p. 330-7.
171. Rideout, W.M., 3rd, et al., *Correction of a genetic defect by nuclear transplantation and combined cell and gene therapy.* Cell, 2002. **109**(1): p. 17-27.
172. French, A.J., et al., *Development of human cloned blastocysts following somatic cell nuclear transfer with adult fibroblasts.* Stem Cells, 2008. **26**(2): p. 485-93.
173. Byrne, J.A., et al., *Producing primate embryonic stem cells by somatic cell nuclear transfer.* Nature, 2007. **450**(7169): p. 497-502.
174. Brambrink, T., et al., *ES cells derived from cloned and fertilized blastocysts are transcriptionally and functionally indistinguishable.* Proc Natl Acad Sci U S A, 2006. **103**(4): p. 933-8.
175. International-Stem-Cell-Forum-Ethics-Working-Party, *Ethics issues in stem cell research.* Science, 2006. **312**(5772): p. 366-7.
176. Zhang, J., et al., *Functional cardiomyocytes derived from human induced pluripotent stem cells.* Circ Res, 2009. **104**(4): p. e30-41.
177. Zwi, L., et al., *Cardiomyocyte differentiation of human induced pluripotent stem cells.* Circulation, 2009. **120**(15): p. 1513-23.
178. Nelson, T.J., et al., *Repair of Acute Myocardial Infarction With Induced Pluripotent Stem Cells Induced by Human Stemness Factors.* Circulation, 2009.
179. Dimos, J.T., et al., *Induced pluripotent stem cells generated from patients with ALS can be differentiated into motor neurons.* Science, 2008. **321**(5893): p. 1218-21.
180. Ebert, A.D., et al., *Induced pluripotent stem cells from a spinal muscular atrophy patient.* Nature, 2009. **457**(7227): p. 277-80.
181. Park, I.H., et al., *Disease-specific induced pluripotent stem cells.* Cell, 2008. **134**(5): p. 877-86.
182. Soldner, F., et al., *Parkinson's disease patient-derived induced pluripotent stem cells free of viral reprogramming factors.* Cell, 2009. **136**(5): p. 964-77.

183. Sun, N., et al., *Feeder-free derivation of induced pluripotent stem cells from adult human adipose stem cells.* Proc Natl Acad Sci U S A, 2009. **106**(37): p. 15720-5.
184. Okita, K., et al., *Generation of mouse induced pluripotent stem cells without viral vectors.* Science, 2008. **322**(5903): p. 949-53.
185. Stadtfeld, M., et al., *Induced pluripotent stem cells generated without viral integration.* Science, 2008. **322**(5903): p. 945-9.
186. Shi, Y., et al., *Induction of pluripotent stem cells from mouse embryonic fibroblasts by Oct4 and Klf4 with small-molecule compounds.* Cell Stem Cell, 2008. **3**(5): p. 568-74.
187. Shi, Y., et al., *A combined chemical and genetic approach for the generation of induced pluripotent stem cells.* Cell Stem Cell, 2008. **2**(6): p. 525-8.
188. Huangfu, D., et al., *Induction of pluripotent stem cells from primary human fibroblasts with only Oct4 and Sox2.* Nat Biotechnol, 2008. **26**(11): p. 1269-75.
189. Zhou, H., et al., *Generation of induced pluripotent stem cells using recombinant proteins.* Cell Stem Cell, 2009. **4**(5): p. 381-4.
190. Kim, D., et al., *Generation of human induced pluripotent stem cells by direct delivery of reprogramming proteins.* Cell Stem Cell, 2009. **4**(6): p. 472-6.
191. Behfar, A., et al., *Cardiopoietic programming of embryonic stem cells for tumor-free heart repair.* J Exp Med, 2007. **204**(2): p. 405-20.
192. Anderson, D., et al., *Transgenic enrichment of cardiomyocytes from human embryonic stem cells.* Mol Ther, 2007. **15**(11): p. 2027-36.
193. Xu, C., et al., *Cardiac bodies: a novel culture method for enrichment of cardiomyocytes derived from human embryonic stem cells.* Stem Cells Dev, 2006. **15**(5): p. 631-9.
194. Muller, M., et al., *Selection of ventricular-like cardiomyocytes from ES cells in vitro.* Faseb J, 2000. **14**(15): p. 2540-8.
195. David, R., M. Groebner, and W.M. Franz, *Magnetic cell sorting purification of differentiated embryonic stem cells stably expressing truncated human CD4 as surface marker.* Stem Cells, 2005. **23**(4): p. 477-82.
196. Shimizu, K., A. Ito, and H. Honda, *Enhanced cell-seeding into 3D porous scaffolds by use of magnetite nanoparticles.* J Biomed Mater Res B Appl Biomater, 2006. **77**(2): p. 265-72.
197. Gilbert S, T.M., and Kozlowski R, *Developmental biology.* Sunderland, MA: Sinauer Associates, , 2000. **6th ed.**
198. Kelly, R.G. and M.E. Buckingham, *The anterior heart-forming field: voyage to the arterial pole of the heart.* Trends Genet, 2002. **18**(4): p. 210-6.
199. Harvey, R.P., *Patterning the vertebrate heart.* Nat Rev Genet, 2002. **3**(7): p. 544-56.
200. Srivastava, D. and E.N. Olson, *A genetic blueprint for cardiac development.* Nature, 2000. **407**(6801): p. 221-6.
201. Laugwitz, K.L., et al., *Islet1 cardiovascular progenitors: a single source for heart lineages?* Development, 2008. **135**(2): p. 193-205.
202. Wu, S.M., *Mesp1 at the heart of mesoderm lineage specification.* Cell Stem Cell, 2008. **3**(1): p. 1-2.
203. Wu, S.M., K.R. Chien, and C. Mummery, *Origins and fates of cardiovascular progenitor cells.* Cell, 2008. **132**(4): p. 537-43.
204. Yang, L., et al., *Human cardiovascular progenitor cells develop from a KDR+ embryonic-stem-cell-derived population.* Nature, 2008. **453**(7194): p. 524-8.

205. Lints, T.J., et al., *Nkx-2.5: a novel murine homeobox gene expressed in early heart progenitor cells and their myogenic descendants.* Development, 1993. **119**(3): p. 969.
206. Bodmer, R., *The gene tinman is required for specification of the heart and visceral muscles in Drosophila.* Development, 1993. **118**(3): p. 719-29.
207. Lyons, I., et al., *Myogenic and morphogenetic defects in the heart tubes of murine embryos lacking the homeo box gene Nkx2-5.* Genes Dev, 1995. **9**(13): p. 1654-66.
208. Kuo, C.T., et al., *GATA4 transcription factor is required for ventral morphogenesis and heart tube formation.* Genes Dev, 1997. **11**(8): p. 1048-60.
209. Lin, Q., et al., *Control of mouse cardiac morphogenesis and myogenesis by transcription factor MEF2C.* Science, 1997. **276**(5317): p. 1404-7.
210. Horb, M.E. and G.H. Thomsen, *Tbx5 is essential for heart development.* Development, 1999. **126**(8): p. 1739-51.
211. Cai, C.L., et al., *Isl1 identifies a cardiac progenitor population that proliferates prior to differentiation and contributes a majority of cells to the heart.* Dev Cell, 2003. **5**(6): p. 877-89.
212. Kelly, R.G., N.A. Brown, and M.E. Buckingham, *The arterial pole of the mouse heart forms from Fgf10-expressing cells in pharyngeal mesoderm.* Dev Cell, 2001. **1**(3): p. 435-40.
213. Biben, C. and R.P. Harvey, *Homeodomain factor Nkx2-5 controls left/right asymmetric expression of bHLH gene eHand during murine heart development.* Genes Dev, 1997. **11**(11): p. 1357-69.
214. Zhou, B., et al., *Epicardial progenitors contribute to the cardiomyocyte lineage in the developing heart.* Nature, 2008. **454**(7200): p. 109-13.
215. Hanahan, D., *Signaling vascular morphogenesis and maintenance.* Science, 1997. **277**(5322): p. 48-50.
216. Cohen, E.D., Y. Tian, and E.E. Morrisey, *Wnt signaling: an essential regulator of cardiovascular differentiation, morphogenesis and progenitor self-renewal.* Development, 2008. **135**(5): p. 789-98.
217. Nostro, M.C., et al., *Wnt, activin, and BMP signaling regulate distinct stages in the developmental pathway from embryonic stem cells to blood.* Cell Stem Cell, 2008. **2**(1): p. 60-71.
218. Ueno, S., et al., *Biphasic role for Wnt/beta-catenin signaling in cardiac specification in zebrafish and embryonic stem cells.* Proc Natl Acad Sci U S A, 2007. **104**(23): p. 9685-90.
219. Schneider, V.A. and M. Mercola, *Wnt antagonism initiates cardiogenesis in Xenopus laevis.* Genes Dev, 2001. **15**(3): p. 304-15.
220. David, R., et al., *MesP1 drives vertebrate cardiovascular differentiation through Dkk-1-mediated blockade of Wnt-signalling.* Nat Cell Biol, 2008. **10**(3): p. 338-45.
221. van Wijk, B., A.F. Moorman, and M.J. van den Hoff, *Role of bone morphogenetic proteins in cardiac differentiation.* Cardiovasc Res, 2007. **74**(2): p. 244-55.
222. Barron, M., M. Gao, and J. Lough, *Requirement for BMP and FGF signaling during cardiogenic induction in non-precardiac mesoderm is specific, transient, and cooperative.* Dev Dyn, 2000. **218**(2): p. 383-93.
223. Pandur, P., *What does it take to make a heart?* Biol Cell, 2005. **97**(3): p. 197-210.
224. Schultheiss, T.M., S. Xydas, and A.B. Lassar, *Induction of avian cardiac myogenesis by anterior endoderm.* Development, 1995. **121**(12): p. 4203-14.

225. Passier, R., et al., *Increased cardiomyocyte differentiation from human embryonic stem cells in serum-free cultures.* Stem Cells, 2005. **23**(6): p. 772-80.
226. Pal, R. and A. Khanna, *Similar pattern in cardiac differentiation of human embryonic stem cell lines, BG01V and ReliCellhES1, under low serum concentration supplemented with bone morphogenetic protein-2.* Differentiation, 2007. **75**(2): p. 112-22.
227. Yao, S., et al., *Long-term self-renewal and directed differentiation of human embryonic stem cells in chemically defined conditions.* Proc Natl Acad Sci U S A, 2006. **103**(18): p. 6907-12.
228. Zhang, P., et al., *Short-term BMP-4 treatment initiates mesoderm induction in human embryonic stem cells.* Blood, 2008. **111**(4): p. 1933-41.
229. Schlange, T., et al., *BMP2 is required for early heart development during a distinct time period.* Mech Dev, 2000. **91**(1-2): p. 259-70.
230. Monzen, K., et al., *Bone morphogenetic proteins induce cardiomyocyte differentiation through the mitogen-activated protein kinase kinase kinase TAK1 and cardiac transcription factors Csx/Nkx-2.5 and GATA-4.* Mol Cell Biol, 1999. **19**(10): p. 7096-105.
231. Antin, P.B., et al., *Regulation of avian precardiac mesoderm development by insulin and insulin-like growth factors.* J Cell Physiol, 1996. **168**(1): p. 42-50.
232. Sachinidis, A., et al., *Identification of plateled-derived growth factor-BB as cardiogenesis-inducing factor in mouse embryonic stem cells under serum-free conditions.* Cell Physiol Biochem, 2003. **13**(6): p. 423-9.
233. Wu, H., et al., *Inactivation of erythropoietin leads to defects in cardiac morphogenesis.* Development, 1999. **126**(16): p. 3597-605.
234. Yoon, B.S., et al., *Enhanced differentiation of human embryonic stem cells into cardiomyocytes by combining hanging drop culture and 5-azacytidine treatment.* Differentiation, 2006. **74**(4): p. 149-59.
235. Saga, Y., et al., *MesP1: a novel basic helix-loop-helix protein expressed in the nascent mesodermal cells during mouse gastrulation.* Development, 1996. **122**(9): p. 2769-78.
236. Davidson, B., W. Shi, and M. Levine, *Uncoupling heart cell specification and migration in the simple chordate Ciona intestinalis.* Development, 2005. **132**(21): p. 4811-8.
237. Satou, Y., K.S. Imai, and N. Satoh, *The ascidian Mesp gene specifies heart precursor cells.* Development, 2004. **131**(11): p. 2533-41.
238. Kitajima, S., et al., *MesP1 and MesP2 are essential for the development of cardiac mesoderm.* Development, 2000. **127**(15): p. 3215-26.
239. Saga, Y., et al., *MesP1 is expressed in the heart precursor cells and required for the formation of a single heart tube.* Development, 1999. **126**(15): p. 3437-47.
240. Saga, Y., S. Kitajima, and S. Miyagawa-Tomita, *Mesp1 expression is the earliest sign of cardiovascular development.* Trends Cardiovasc Med, 2000. **10**(8): p. 345-52.
241. Izumi, N., et al., *Dissecting the molecular hierarchy for mesendoderm differentiation through a combination of embryonic stem cell culture and RNA interference.* Stem Cells, 2007. **25**(7): p. 1664-74.
242. Sakurai, H., et al., *In vitro modeling of paraxial and lateral mesoderm differentiation reveals early reversibility.* Stem Cells, 2006. **24**(3): p. 575-86.
243. Maltsev, V.A., et al., *Cardiomyocytes differentiated in vitro from embryonic stem cells developmentally express cardiac-specific genes and ionic currents.* Circ Res, 1994. **75**(2): p. 233-44.

244. Kim, Y. and M. Nirenberg, *Drosophila NK-homeobox genes.* Proc Natl Acad Sci U S A, 1989. **86**(20): p. 7716-20.
245. Harvey, R.P., *NK-2 homeobox genes and heart development.* Dev Biol, 1996. **178**(2): p. 203-16.
246. Komuro, I. and S. Izumo, *Csx: a murine homeobox-containing gene specifically expressed in the developing heart.* Proc Natl Acad Sci U S A, 1993. **90**(17): p. 8145-9.
247. Shiojima, I., et al., *Molecular cloning and characterization of human cardiac homeobox gene CSX1.* Circ Res, 1996. **79**(5): p. 920-9.
248. Hirota, H., et al., *Loss of a gp130 cardiac muscle cell survival pathway is a critical event in the onset of heart failure during biomechanical stress.* Cell, 1999. **97**(2): p. 189-98.
249. Yamagishi, H., et al., *The combinatorial activities of Nkx2.5 and dHAND are essential for cardiac ventricle formation.* Dev Biol, 2001. **239**(2): p. 190-203.
250. Evans, S.M., *Vertebrate tinman homologues and cardiac differentiation.* Semin Cell Dev Biol, 1999. **10**(1): p. 73-83.
251. Tonissen, K.F., et al., *XNkx-2.5, a Xenopus gene related to Nkx-2.5 and tinman: evidence for a conserved role in cardiac development.* Dev Biol, 1994. **162**(1): p. 325-8.
252. Chen, J.N. and M.C. Fishman, *Zebrafish tinman homolog demarcates the heart field and initiates myocardial differentiation.* Development, 1996. **122**(12): p. 3809-16.
253. Shiojima, I., et al., *Assignment of cardiac homeobox gene CSX to human chromosome 5q34.* Genomics, 1995. **27**(1): p. 204-6.
254. Himmelbauer, H., et al., *High-resolution genetic analysis of a deletion on mouse chromosome 17 extending over the fused, tufted, and homeobox Nkx2-5 loci.* Mamm Genome, 1994. **5**(12): p. 814-6.
255. Chen, C.Y. and R.J. Schwartz, *Identification of novel DNA binding targets and regulatory domains of a murine tinman homeodomain factor, nkx-2.5.* J Biol Chem, 1995. **270**(26): p. 15628-33.
256. Moses, K.A., et al., *Embryonic expression of an Nkx2-5/Cre gene using ROSA26 reporter mice.* Genesis, 2001. **31**(4): p. 176-80.
257. Kasahara, H., et al., *Cardiac and extracardiac expression of Csx/Nkx2.5 homeodomain protein.* Circ Res, 1998. **82**(9): p. 936-46.
258. Stanley, E.G., et al., *Efficient Cre-mediated deletion in cardiac progenitor cells conferred by a 3'UTR-ires-Cre allele of the homeobox gene Nkx2-5.* Int J Dev Biol, 2002. **46**(4): p. 431-9.
259. Christoffels, V.M., et al., *Chamber formation and morphogenesis in the developing mammalian heart.* Dev Biol, 2000. **223**(2): p. 266-78.
260. Kasahara, H., et al., *Nkx2.5 homeoprotein regulates expression of gap junction protein connexin 43 and sarcomere organization in postnatal cardiomyocytes.* J Mol Cell Cardiol, 2003. **35**(3): p. 243-56.
261. Akazawa, H. and I. Komuro, *Cardiac transcription factor Csx/Nkx2-5: Its role in cardiac development and diseases.* Pharmacol Ther, 2005. **107**(2): p. 252-68.
262. Thomas, P.S., et al., *Elevated expression of Nkx-2.5 in developing myocardial conduction cells.* Anat Rec, 2001. **263**(3): p. 307-13.
263. Cleaver, O.B., K.D. Patterson, and P.A. Krieg, *Overexpression of the tinman-related genes XNkx-2.5 and XNkx-2.3 in Xenopus embryos results in myocardial hyperplasia.* Development, 1996. **122**(11): p. 3549-56.
264. Jamali, M., et al., *Nkx2-5 activity is essential for cardiomyogenesis.* J Biol Chem, 2001. **276**(45): p. 42252-8.

265. Tanaka, M., et al., *The cardiac homeobox gene Csx/Nkx2.5 lies genetically upstream of multiple genes essential for heart development.* Development, 1999. **126**(6): p. 1269-80.
266. Engelmann, G.L., et al., *Expression of cardiac muscle markers in rat myocyte cell lines.* Mol Cell Biochem, 1996. **157**(1-2): p. 87-91.
267. Durocher, D., et al., *The atrial natriuretic factor promoter is a downstream target for Nkx-2.5 in the myocardium.* Mol Cell Biol, 1996. **16**(9): p. 4648-55.
268. Zeller, R., et al., *Localized expression of the atrial natriuretic factor gene during cardiac embryogenesis.* Genes Dev, 1987. **1**(7): p. 693-8.
269. Kasahara, H., et al., *Loss of function and inhibitory effects of human CSX/NKX2.5 homeoprotein mutations associated with congenital heart disease.* J Clin Invest, 2000. **106**(2): p. 299-308.
270. Vincentz, J.W., et al., *Cooperative interaction of Nkx2.5 and Mef2c transcription factors during heart development.* Dev Dyn, 2008. **237**(12): p. 3809-19.
271. Durocher, D., et al., *The cardiac transcription factors Nkx2-5 and GATA-4 are mutual cofactors.* Embo J, 1997. **16**(18): p. 5687-96.
272. Schott, J.J., et al., *Congenital heart disease caused by mutations in the transcription factor NKX2-5.* Science, 1998. **281**(5373): p. 108-11.
273. Kasahara, H. and D.W. Benson, *Biochemical analyses of eight NKX2.5 homeodomain missense mutations causing atrioventricular block and cardiac anomalies.* Cardiovasc Res, 2004. **64**(1): p. 40-51.
274. Konig, K., et al., *Familial congenital heart disease, progressive atrioventricular block and the cardiac homeobox transcription factor gene NKX2.5: identification of a novel mutation.* Clin Res Cardiol, 2006. **95**(9): p. 499-503.
275. Mauritz, C., et al., *Generation of Functional Murine Cardiac Myocytes From Induced Pluripotent Stem Cells.* Circulation, 2008.
276. DeLisser, H.M., P.J. Newman, and S.M. Albelda, *Molecular and functional aspects of PECAM-1/CD31.* Immunol Today, 1994. **15**(10): p. 490-5.
277. Dixson, J.D., M.J. Forstner, and D.M. Garcia, *The alpha-actinin gene family: a revised classification.* J Mol Evol, 2003. **56**(1): p. 1-10.
278. Willecke, K., et al., *Structural and functional diversity of connexin genes in the mouse and human genome.* Biol Chem, 2002. **383**(5): p. 725-37.
279. Xia, Y., et al., *Regulation of gap-junction protein connexin 43 by beta-adrenergic receptor stimulation in rat cardiomyocytes.* Acta Pharmacol Sin, 2009. **30**(7): p. 928-34.
280. Lyons, G.E., et al., *Developmental regulation of myosin gene expression in mouse cardiac muscle.* J Cell Biol, 1990. **111**(6 Pt 1): p. 2427-36.
281. Filatov, V.L., et al., *Troponin: structure, properties, and mechanism of functioning.* Biochemistry (Mosc), 1999. **64**(9): p. 969-85.
282. Shuman, S., *Novel approach to molecular cloning and polynucleotide synthesis using vaccinia DNA topoisomerase.* J Biol Chem, 1994. **269**(51): p. 32678-84.
283. Jang, S.K. and E. Wimmer, *Cap-independent translation of encephalomyocarditis virus RNA: structural elements of the internal ribosomal entry site and involvement of a cellular 57-kD RNA-binding protein.* Genes Dev, 1990. **4**(9): p. 1560-72.
284. Cormack, B.P., R.H. Valdivia, and S. Falkow, *FACS-optimized mutants of the green fluorescent protein (GFP).* Gene, 1996. **173**(1 Spec No): p. 33-8.
285. Herrmann, R., et al., *Transposition of a DNA sequence determining kanamycin resistance into the single-stranded genome of bacteriophage fd.* Mol Gen Genet, 1978. **159**(2): p. 171-8.

286. Kozak, M., *An analysis of 5'-noncoding sequences from 699 vertebrate messenger RNAs.* Nucleic Acids Res, 1987. **15**(20): p. 8125-48.
287. Towbin, H., T. Staehelin, and J. Gordon, *Electrophoretic transfer of proteins from polyacrylamide gels to nitrocellulose sheets: procedure and some applications. 1979.* Biotechnology, 1992. **24**: p. 145-9.
288. Neher, E. and B. Sakmann, *Single-channel currents recorded from membrane of denervated frog muscle fibres.* Nature, 1976. **260**(5554): p. 799-802.
289. Stieber, J., et al., *The hyperpolarization-activated channel HCN4 is required for the generation of pacemaker action potentials in the embryonic heart.* Proc Natl Acad Sci U S A, 2003. **100**(25): p. 15235-40.
290. Sasaki, D.T., S.E. Dumas, and E.G. Engleman, *Discrimination of viable and non-viable cells using propidium iodide in two color immunofluorescence.* Cytometry, 1987. **8**(4): p. 413-20.
291. David, R., et al., *Forward programming of pluripotent stem cells towards distinct cardiovascular cell types.* Cardiovasc Res, 2009.
292. Chambers, I., et al., *Functional expression cloning of Nanog, a pluripotency sustaining factor in embryonic stem cells.* Cell, 2003. **113**(5): p. 643-55.
293. Kitajima, S., et al., *Mesp1-nonexpressing cells contribute to the ventricular cardiac conduction system.* Dev Dyn, 2006. **235**(2): p. 395-402.
294. Riazi, A.M., S.Y. Kwon, and W.L. Stanford, *Stem cell sources for regenerative medicine.* Methods Mol Biol, 2009. **482**: p. 55-90.
295. McDevitt, T.C., M.A. Laflamme, and C.E. Murry, *Proliferation of cardiomyocytes derived from human embryonic stem cells is mediated via the IGF/PI 3-kinase/Akt signaling pathway.* J Mol Cell Cardiol, 2005. **39**(6): p. 865-73.
296. Stammzellgesetz, *Gesetz zur Sicherstellung des Embryonenschutzes imZusammenhang mit Einfuhr und Verwendung menschlicher embryonaler Stammzellen,§4 Abs. 2.* Bundesgesetzblatt 2008. **Teil I Nr. 42**: p. 1708.
297. RKI, *Robert Koch Institut Register genehmigter Anträge nach § 11 Stammzellgesetz.* http://www.rki.de/GesundheitA-Z/Stammzellen, 2009.
298. Ott, H.C., et al., *Perfusion-decellularized matrix: using nature's platform to engineer a bioartificial heart.* Nat Med, 2008. **14**(2): p. 213-21.
299. Yuasa, S., et al., *Transient inhibition of BMP signaling by Noggin induces cardiomyocyte differentiation of mouse embryonic stem cells.* Nat Biotechnol, 2005. **23**(5): p. 607-11.
300. Iida, M., et al., *Identification of cardiac stem cells with FLK1, CD31, and VE-cadherin expression during embryonic stem cell differentiation.* Faseb J, 2005. **19**(3): p. 371-8.
301. Nemir, M., et al., *Induction of cardiogenesis in embryonic stem cells via downregulation of Notch1 signaling.* Circ Res, 2006. **98**(12): p. 1471-8.
302. Filipczyk, A.A., et al., *Regulation of cardiomyocyte differentiation of embryonic stem cells by extracellular signalling.* Cell Mol Life Sci, 2007. **64**(6): p. 704-18.
303. Liu, Y., et al., *Sox17 is essential for the specification of cardiac mesoderm in embryonic stem cells.* Proc Natl Acad Sci U S A, 2007. **104**(10): p. 3859-64.
304. von Both, I., et al., *Foxh1 is essential for development of the anterior heart field.* Dev Cell, 2004. **7**(3): p. 331-45.
305. Cameron, V.A. and L.J. Ellmers, *Minireview: natriuretic peptides during development of the fetal heart and circulation.* Endocrinology, 2003. **144**(6): p. 2191-4.
306. Wobus, A.M., et al., *Retinoic acid accelerates embryonic stem cell-derived cardiac differentiation and enhances development of ventricular cardiomyocytes.* J Mol Cell Cardiol, 1997. **29**(6): p. 1525-39.

307. Kanno, S., et al., *Nitric oxide facilitates cardiomyogenesis in mouse embryonic stem cells.* Proc Natl Acad Sci U S A, 2004. **101**(33): p. 12277-81.
308. Schroeder, T., et al., *Recombination signal sequence-binding protein Jkappa alters mesodermal cell fate decisions by suppressing cardiomyogenesis.* Proc Natl Acad Sci U S A, 2003. **100**(7): p. 4018-23.
309. Wang, H., et al., *Wnt2 coordinates the commitment of mesoderm to hematopoietic, endothelial, and cardiac lineages in embryoid bodies.* J Biol Chem, 2007. **282**(1): p. 782-91.
310. Brade, T., et al., *The amphibian second heart field: Xenopus islet-1 is required for cardiovascular development.* Dev Biol, 2007. **311**(2): p. 297-310.
311. Sakabe, M., et al., *Understanding heart development and congenital heart defects through developmental biology: a segmental approach.* Congenit Anom (Kyoto), 2005. **45**(4): p. 107-18.
312. Kraus, F., B. Haenig, and A. Kispert, *Cloning and expression analysis of the mouse T-box gene Tbx18.* Mech Dev, 2001. **100**(1): p. 83-6.
313. Zhou, B., et al., *Nkx2-5- and Isl1-expressing cardiac progenitors contribute to proepicardium.* Biochem Biophys Res Commun, 2008. **375**(3): p. 450-3.
314. Lindsley, R.C., et al., *Mesp1 coordinately regulates cardiovascular fate restriction and epithelial-mesenchymal transition in differentiating ESCs.* Cell Stem Cell, 2008. **3**(1): p. 55-68.
315. Bondue, A., et al., *Mesp1 acts as a master regulator of multipotent cardiovascular progenitor specification.* Cell Stem Cell, 2008. **3**(1): p. 69-84.
316. Aanhaanen, W.T., et al., *The Tbx2+ primary myocardium of the atrioventricular canal forms the atrioventricular node and the base of the left ventricle.* Circ Res, 2009. **104**(11): p. 1267-74.
317. Ribeiro, I., et al., *Tbx2 and Tbx3 regulate the dynamics of cell proliferation during heart remodeling.* PLoS ONE, 2007. **2**(4): p. e398.
318. Moorman, A.F. and V.M. Christoffels, *Cardiac chamber formation: development, genes, and evolution.* Physiol Rev, 2003. **83**(4): p. 1223-67.
319. Hoogaars, W.M., et al., *The transcriptional repressor Tbx3 delineates the developing central conduction system of the heart.* Cardiovasc Res, 2004. **62**(3): p. 489-99.
320. Zhan, M., et al., *Conservation and variation of gene regulation in embryonic stem cells assessed by comparative genomics.* Cell Biochem Biophys, 2005. **43**(3): p. 379-405.
321. Dixon, J.A. and F.G. Spinale, *Large animal models of heart failure: a critical link in the translation of basic science to clinical practice.* Circ Heart Fail, 2009. **2**(3): p. 262-71.
322. Halbach, M., et al., *Electrophysiological maturation and integration of murine fetal cardiomyocytes after transplantation.* Circ Res, 2007. **101**(5): p. 484-92.
323. Rubart, M., et al., *Physiological coupling of donor and host cardiomyocytes after cellular transplantation.* Circ Res, 2003. **92**(11): p. 1217-24.
324. Rubart, M., et al., *Spontaneous and evoked intracellular calcium transients in donor-derived myocytes following intracardiac myoblast transplantation.* J Clin Invest, 2004. **114**(6): p. 775-83.
325. Woltjen, K., et al., *piggyBac transposition reprograms fibroblasts to induced pluripotent stem cells.* Nature, 2009. **458**(7239): p. 766-70.
326. Kaji, K., et al., *Virus-free induction of pluripotency and subsequent excision of reprogramming factors.* Nature, 2009. **458**(7239): p. 771-5.

ABKÜRZUNGSVERZEICHNIS

A	Adenosin (Basensequenz)
A	Ampère
ANF	Atrialer natriuretischer Faktor
AP	Aktionspotential
APS	Ammoniumpersulfat
ATP	Adenosintriphosphat
β-gal	β Galaktose
bHLH	Basic helix-loop-helix
BMP	Bone morphogenetic proteine
Bp	Basenpaar
Bry	Brachyury T
BSA	Rinderserumalbumin
C	Cytidin (Basensequenz)
CD	Cluster of differentiation
CD 31	Endothelzellmarker
cDNA	Komplementäre DNA
CFP	Cyan fluorescent protein
CIP	Alkalische Phosphatase aus Kälberdarm
c-myc	Myelocytomatosis cellular oncogene
CMV	Cytomegalie Virus
CSC	Kardiale Stammzellen
CT	cycle threshold
cTnT	Kardiales Troponin T
d	Tag
DDR	Diastolische Depolarisationsrate
Dkk-1	Dickkopf-1
DMSO	Dimethylsulfoxid
DNA	Desoxyribonukleinsäure
dNTP	Desoxyribonukleotid-5'-Triphosphat
dsDNA	doppelsträngige DNA
DTT	Dithiothreitol
EB	Embryoid Body
E.coli	Escherichia coli
EDTA	Ethylendiamiotetraessigsäure
EGFP	Enhanced green fluorescent protein
ES-Zellen	Embryonale Stammzellen
F	Farad
FACS	Fluoreszenzaktivierte Zellsortierung
FCS	Fetales Kälberserum
FGF	Fibroblast growth factor

ABKÜRZUNGSVERZEICHNIS

Flk1	Vascular endothelial growth factor receptor 2/KDR
g	Gramm
g%	Massenprozent
G418	Geneticinsulphat (Neomycin)
GATA4	GATA binding protein 4
Guanosin	Guanosin (Basensequenz)
GFP	wild-type green fluorescent protein
GSES	murine ES-Zellen der Linie GSES
GTP	Guanosintriphosphat
h	Stunde
H_2O bidest	Bidestilliertes Wasser
Hand1	Heart and neural crest derivatives expressed protein-1
HCN4	Hyperpolarization-activated cation channel 4
HE-Färbung	Hämatoxylin-Eosin-Färbung
hES-Zellen	Humane ES-Zellen
hESC-CM	Aus humanen ES-Zellen derivierte Kardiomyozyten
HLA	Human leucocyte antigen
hMesP1	Humaner MesP1-Transkriptionsfaktor
hNkx2.5	Humaner Nkx2.5-Transkriptionsfaktor
ICM	Innere Zellmasse
Id	Inhibitor of differentiation
iPS	Induzierte pluripotente Stammzellen
Isl1	Islet 1
Kana	Kanamycin
kb	Kilobasenpaare
kD	Kilo Dalton
LIF	Leukaemia inhibitory factor
M	Mol pro Liter
MACS	Magnetische Zellsortierung
MCS	Multiple Cloning Site
MDP	Maximales diastolisches Potential
Mef2c	myocte enhancer factor 2c
MesP1	Mesoderm posterior1 Transkriptionsfaktor
mES-Zellen	Murine ES-Zellen
mg	Milligramm
MHC	Myosin heavy chain
MHC	major histocompatibility complex
min	Minute
MLC	Myosin light chain
mRNA	Messenger RNA
Nkx2.5	NK2 transcription factor related 5
Oct-4	Octamer 4
ORF	Offense Leseraster

ABKÜRZUNGSVERZEICHNIS

PAGE	Polyacrylamid-Gelelektrophorese
PBS	Phosphat-gepufferte Saline
p.c.	Post conception
PCR	Polymerase Ketten Reaktion
PDGF	Platelet derived growth factor
PE	Phycoerythrin
PECAM-1	Platelet endothelial cell adhesion molecule-1
pESC	Parthogenetische ES-Zellen
PI	Propidiumjodid
pIPS	Protein-induzierte pluripotente Stammzellen
PMSF	Phenylmethylsulfonylfluorid
RNase	Ribonuklease
RT	Reverse Transkription
s	Sekunde
SCNT	Somatic cell nuclear transfer
SDS	Natriumdodecylsulfat
SM-MHC	Smooth muscle myosin heavy chain
SSC	Spermatogoniale Stammzellen
SV40	Simian virus
T	Thymidin (Basensequenz)
TAE	Tris-Azetat-EDTA
Tbx5	T-Box-Protein-5
Tbx18	T-box transcription factor 18
TE	Tris-EDTA-Puffer
TEMED	N,N,N`,N`,-Tetramethylendiamin
TGF-β	Transforming growth factor-β
T_m	Schmelztemperatur
TNT	in-vitro Transkription und Translation
Tris	Tris-Hydroxy-Aminoethan
U	Einheiten
Upm	Umdrehungen pro Minute
UV	Ultraviolett
V	Volt
VE-Cadh	VE-Cadherin
VEGF	Vascular endothelial growth factor
Vol%	Volumenprozent
Wt1	Wilms tumor suppressor protein 1

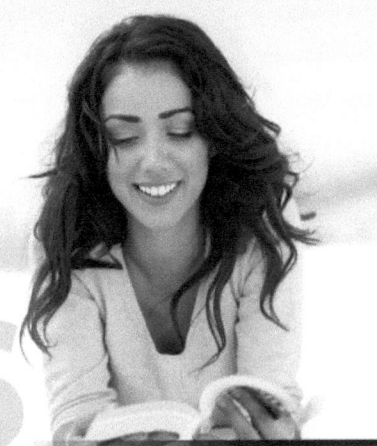

I want morebooks!

Buy your books fast and straightforward online - at one of world's fastest growing online book stores! Environmentally sound due to Print-on-Demand technologies.

Buy your books online at
www.morebooks.shop

Kaufen Sie Ihre Bücher schnell und unkompliziert online – auf einer der am schnellsten wachsenden Buchhandelsplattformen weltweit! Dank Print-On-Demand umwelt- und ressourcenschonend produziert.

Bücher schneller online kaufen
www.morebooks.shop

KS OmniScriptum Publishing
Brivibas gatve 197
LV-1039 Riga, Latvia
Telefax: +371 686 204 55

info@omniscriptum.com
www.omniscriptum.com

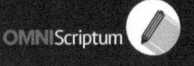

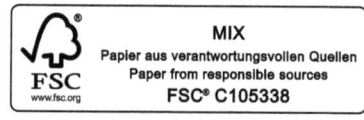

Printed by Books on Demand GmbH, Norderstedt / Germany